覗いてみたい！？ 先輩OTの頭の中

ぼくが臨床で大切にしていること

谷川正浩
NTT東日本伊豆病院

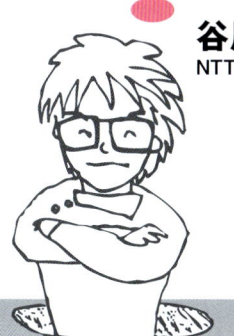

三輪書店

はじめに

　作業療法士（以下，OT）として20年，臨床の現場で働いてきました．"いつの間にOT20年生!?"と考えると，"お粗末だなぁ……"と感じるほど，臨床場面ではまだまだわからないことの連続で，いまだに自分の知識のなさに落ち込み，力量不足に凹む日々です．それでも多くの患者さんの笑顔に支えられ，その期待に少しでも応えたいと思い，「どうしたらより良い作業療法サービスを提供できるのだろう？」と考えながら続けてきたように思います．

　そんなささやかな20年間の経験ですが，多少なりとも知識や技術は積み重なっているのだと思います．それは臨床の場面で，私が何気なく当たり前に誘導して引き出せる患者さんの動作と，経験の少ないセラピストや看護・介護職員が引き出せる患者さんの動作に，差が出ることも少なくないからです．「座っている片麻痺の患者さんを，立ち上がらせて安定した立位を保持してもらう」これだけのことでも，その動作を介助・誘導する人が変わると，同じ患者さんでもまったく異なる結果になることがあります．先輩セラピストと新人セラピストでは動作の誘導に入る前の挨拶や，声かけのタイミングや立ち位置が異なっていて，その時点ですでに患者さんの反応は異なり，その差が次の動作誘導に大きく影響するし，ちょっと触れる手の位置や圧のかけ方の違いで，患者さんの反応は別物になる．それが経験や知識・技術ということになるのでしょうか？

　「新人と経験者のその差は何？　それをわかりやすく言語化すれば，若いセラピストがより成長することに役立つのでは？」このような疑問を，三輪書店の佐藤美智代氏に提示されました．そして「一人の患者さんを目の前にしたときに，どのようなことをみて，そこで何を感じ，得られた情報にどのように対応しながら作業療法を展開しているのかをまとめることで，その疑問に少しは答えられるのでは？」という課題を与えられました．その試みが作業療法ジャーナル（三輪書店）の2005年1号から13号までの1年間に連載した，「覗いてみたい!?　先輩OTの頭の中」というコラムでした．本書は，作業療法ジャーナルに掲載した12のシーンに加筆し，さらに3つのシーンと総論を書き足したものです．筆者である"ぼく"が，現在勤務する回復期リハビリテーション病

棟（以下，回復期リハ病棟）の中で，主に脳血管障害後の患者さんに対しての作業療法場面で考えていることを，事例を通してまとめました．

　このような形式で自分の臨床場面での思考過程を提示するのには勇気がいり，自分の未熟な手の内をさらけ出すことには苦痛を伴いました．そのうえ，頭の中で瞬時瞬時に考えていることを文字として伝えることの限界も感じました．臨床実践にたった一つの回答は用意されていないと思います．私が示したアプローチも一つの例に過ぎないでしょうし，掲載した情報や，一枚の写真だけでも，もっと多くの情報を読み取り，より優れた方法を提案される方も，たくさんいらっしゃると思います．"良いお手本だけではなく，悪い見本も人が成長するうえで必要だよね……"と，自分の中で都合良く解釈して本書を世に送り出します．さまざまなご意見やご指摘をいただければ幸いです．それはいつの日か，このような機会が仮にまた与えられたとして，そのときには自分の頭の中で考えていることを，もっと自信をもってお伝えできるように，これからも臨床活動を続けていきたいと考えているからです．

　教科書的にまとめる能力はありませんので，気軽に読める読み物を目指しました．何のエビデンスもありませんし，「すぐに役立つ効果的なテクニック」に拠り所を求めたい若いセラピストの期待に応えられるものでもありませんが，ぼくが臨床の場面で大切にしたいと考えていることを，できるだけ具体的に書き示したつもりです．

　リハビリテーション，作業療法に関する詳細な技術や理論等に関しては，優れた書物がたくさんあるので，そちらに譲ります．気張らず，気合を入れることなく，お休みの日の昼下がりにでも，寝転がってお読みください．何か一つだけでもこれからの臨床で役立つヒントが心に残れば幸いです．

　最後になりましたが，作業療法ジャーナルにコラムを連載する企画を立ち上げてくださり，本書を形にすることができるまでの約2年間，たくさんのご指導とご協力をいただいた佐藤美智代氏をはじめとする三輪書店の方々に，心よりお礼を申し上げます．

　2006年6月

谷川正浩

目次

この本で大切にしたかったこと **1**
──総論にかえて

シーン1	ベッドでの起き上がり **5**
シーン2	車いすへの移乗 **16**
シーン3	食事 **25**
シーン4	歯磨き **34**
シーン5	トイレ **41**
シーン6	トイレ番外編 **50**
シーン7	病棟廊下での歩行 **58**
シーン8	自宅での歩行 **66**
シーン9	ベッド端座位での上衣更衣 **75**
シーン10	ベッドサイドでの下衣更衣 **85**
シーン11	入浴 **94**
シーン12	患者さんとの関係のつくり方 **104**

目次

シーン13	認知症の患者さんへの対応	116
シーン14	病棟での協働	125
シーン15	退院後の生活を知る ──元気でバリバリ主婦をしている片麻痺ママ	134

コーヒーブレイク

触れるということ	14
BARにて	32
生活をみるというけれど…	48
おもてなしの心	57
アフォーダンス（affordance）	74
目から鱗（ウロコ）が落ちる経験	83
プロフェッショナル	102
担当指名制度	114
アンテナ3本	132
感謝の気持ち	144

◇表紙イラスト　橋森美佐子

この本で大切にしたかったこと
——総論にかえて

　この原稿は，平成18年（2006年）4月の大幅な診療報酬改定後に書いています．"いやぁ〜大変でした，今回の改定"……と，皆さんもあたふた，バタバタされたことと思います．今回の診療報酬改定では，「質の高い医療を効率的に提供する」ことが求められ，リハビリテーションの現場では必要な時期に集中的なリハビリテーションを提供することで，入院期間を短縮し，病院から地域・在宅での生活に円滑に移行できるようにすることが強く求められる結果となりました．ぼくは回復期リハ病棟に勤務していますが，チームでより集中的なリハビリテーションサービスを提供するために，一人の患者さんに対しての1日の単位算定数の上限が，6単位から9単位に改定されました．これまでの6単位分のリハビリテーションを9単位実施することで，効率を上げ，入院された患者さんの生活能力を，より短い期間で高めていくことが，大きな課題としてずしりと圧しかかったように感じています．さて，1日6単位（2時間）のリハビリテーションの提供を，9単位（3時間）に増やすことで，どれだけ効果を上げることができるでしょうか？　そして，ここでいう効果とは，たんにFIM（Functional Independence Measure）や，Barthel IndexなどのADL評価の点数や，入院日数，自宅復帰率などで評価されるのでしょうか？　私たちはそこでの「質」をどのように伝えていけば良いのでしょうか？

　世の中は効率性が追求され，勝ち組と負け組の差がつき，負け組に入らないためには手段を選ばないというような，おかしな風潮になってきているようにも思えます．無駄を省き，不合理なことを抑制することは必要だと思うのですが，効率化を最優先すると，どこかで妙な歪みが生じてくるのではないかと，日々報道される事件を目にするたびに感じます．非効率で，非生産的なことが好きなぼくには，少し住みにくい世の中になってきました．人の暮らしの中にはある意味で無駄なものがたくさんあって，それが生活の余裕であったり，心のゆとりであったりするのだと思います．パソコンや携帯電話が普及して，コ

ミュニケーションのツールとしては大変身近で便利なものになりました．でも新年の挨拶がすべてメールで送られてくるようになったら，ぼくにはとても味気ない．コタツに入っておせち料理をつまみながら，家族団らんの中で1枚1枚年賀状に目を通す．そんなときに"正月だなぁ〜"とぼくは感じます．自宅にパソコンとプリンターを持っている人が増え，パソコンで年賀状を作ってくれる方もずいぶん増えたけど，たった一言だけでも手書きで文字が添えられていると，"そうかそうか，お前もガンバレ！ 俺もガンバルよ!!"と思えて，とても嬉しいものです．

　それぞれの家の庭先に花があること．仕事に疲れて職場を出て歩いていると，春には沈丁花，秋には金木犀の香りがどこからか漂ってきて癒されること．一つ大きな仕事を片付けたら，とっておきの料理屋さんでおいしい料理を食べ，お気に入りのBARでお酒を飲むこと．温泉に行って"ああぁ〜"と声を出しながら肩までお湯に浸かること．大切な日にお気に入りのシャツに袖を通す感触……．そんな暮らしの中での数値化できない豊かさの積み重ねが，生きていくうえで大切であることは，みんなが知っていることです．医療の中でも特にリハビリテーションの現場では，そんな生活の質の部分が大切にされてきました．OTや看護師，その他リハビリテーション医療に関わる職種は，たんに数値化できることだけではなく，そんなエビデンスとしての効果を伝えにくい部分を大切にして，対象者を支えることに生きがいを感じている人が多いと思っています．

　確かに，リハビリテーションの現場で求められていることは，一方で効率化，エビデンスではあります．その傾向が強まることはあっても弱まることはないでしょう．しかし，その源流にある思想はこれからも変わるものでないと思っています．その中でOTが障害をもたれた方のADL支援に積極的に関わる専門職であり続けるためには，より科学的な根拠に基づいた実践が求められ，たんにできる動作の数を増やすためだけではなく，学習を重ねてスキルを高め，動作をスムースにし，一つ一つの動作の質を高めていくことが必要です．そのうえでその先にある生活の豊かさを，常に視野に入れておく必要があると考えています．ぼくがこの本で伝えたかったことは，そんな当たり前で基本的な部分です．でもそれって，ときどき自分で声に出しながら振り返らないと，忘れ去られたり，置いてきぼりになったりするような気がしています．臨床の場で

は忙しく，慌しく効率的に働くことが要求されるからです．

　ぼくが大切にしたいと思っている課題を三つ挙げます．それはこの後に続く15のシーンを考えるうえでも大切にしたいと思ったことです．

　一つは，患者さんが発信するさまざまな情報（特に非言語的な情報）を，できるだけたくさん受け止めて，OTとしてそれをどのように解釈し，解釈したことにどれだけ適切な対応ができるか．そして，その結果をわかりやすく患者さんにフィードバックして積み重ね，患者さんの元気と自信をいかに高めるかということです．それが質の高い作業療法を実践するうえで必要なことであると考えています．ミュージシャンはバンドの演奏の中のわずかな音の違いを聞き取ることができるでしょうし，車のエンジニアはエンジンの音を聞くだけで，車の不具合を見抜けるでしょう．金型を作製する熟練工は指先の感覚でミクロン単位の狂いを見分けるといいますし，野菜を作る農家の方は，わずかな葉の色の違いで異常を見抜き，そこで何をすべきかがわかるのでしょう．言葉を話せない動物の飼育員は……．専門家が専門家であるためには，このように普通の人が気づかない部分に気づくことができ，その気づきに対して適切な対処をして，不具合を修正し，より良い結果に結び付けていくことが求められているのだと思います．

　二つめは，作業療法場面でのストーリー性を大切にしたいということです．ストーリー性には，非常に長い期間にわたるものと，短い期間のものがあると思います．短いストーリーは，その日1日の治療時間の1単位，2単位，3単位の中でのストーリーです．作業療法を開始する時点の患者さんの気持ちや身体を，2単位・40分であれば40分の中で，いかに元気にしていくかというストーリーです．そのシナリオをうまく描けて実践できるかが必要なことだと思います（治療時間内の作業種目の選択と順番，そこでの実施方法ということになるのでしょうか？）．もう少し長い期間のストーリーは，1週間，1カ月という期間で考えるストーリーです．入院時の評価から私たちは短期目標・長期目標を設定しますが，そこでもOTは退院までの期間に，その方にとって可能なかぎりハッピーなストーリーを展開するためのシナリオを描くと思います（目標を達成させるための，作業の段階づけということになるでしょうか？）．さらに長期的に考えると，「患者さんが入院してくるまでの，その方のもつストーリー」と「担当するOTがもつストーリー」の2つ別々のストーリーが，病院

という場で重なる数カ月の間に，その方の退院後の生活を想像して，退院後も質の高い生活ができるためのストーリーを描き，自分自身のストーリーをフルに活用して共に歩みながら援助していくものだと思います．そこでいかにいいストーリーを展開するかのシナリオ作成能力と，シナリオをうまく展開できる技術や知識がOTとしての質の高さにつながるのではないかと考えています．一話完結ではありませんからね．連続ドラマの脚本家のように，シナリオを構成してください．ゆったりした幸せいっぱいのストーリー展開は，なかなか難しいかもしれません．涙あり，挫折あり……でも愛があふれるストーリーが展開できればいい．もちろんラストシーンはハッピーエンドです．あなたの書いたシナリオはラストで"大どんでん返し"や，最後までハラハラ・ドキドキのサスペンススリラーになっていませんか？

　そして三つめは，ぼくやあなただけがどんなに頑張ってもどうしようもなく，OTのスタッフだけが努力しても不十分で，少なくとも職場のスタッフの総力を挙げないと，いいリハビリテーションは提供できないということです．それぞれの施設で働くチームのメンバーすべてが，共通の目標と高い志でリハビリテーションに取り組まないと，高い効果は期待できないと思います．もしもこの本を読んで一つだけでも何らかの気づきがあり，一人ひとりが少しだけでも成長することができたとしたら，それを周囲の人にも伝えてリハビリテーションの現場が患者さん，ご家族にとって少しでも効果的に機能し，やさしくなることにつながってほしい．それがぼくの願いです．ぼく自身の力は小さな小さなものですが，そこから読者が展開してくれればきっと大きな力になると思っています．

　さて，ではこれからの15のシーンの中でぼくが考えていることを読み進めながら，読者の皆さんには"それはちょっと違うんじゃない？？""俺ならこんなこと考えるね!!"などと，突っ込みを入れたり，"そうそう，そうなんだよなぁ〜"と共感をしたりしながら，読み進めていただければいいなと考えています．

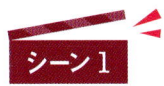

シーン1
ベッドでの起き上がり

目覚めると，カーテンの隙間から朝のひかり．鳥のさえずりが聞こえる．寝返りをうって時計をみながら，急いで起き上がる予定もない朝だということを思い出す．頬が感じる空気はまだ冷たいけれど，布団の中の"ぬくぬく感"は心地良くて，あと少しこの感触を楽しみたいと思った．伸びをした後にもう一度丸くなって，深く布団にもぐり込んでみる．"もうちょっとしたら，まずはおいしいコーヒーでも煎れて……"と，休日の今日1日を思い描く．窓を開けて朝の風と音を感じながらコーヒーを飲み，ゆったりとした始め方をしてみよう……なんて空想です，妄想です，夢です夢‼　現実のぼくはもう何カ月もこの本の原稿の締切に追われ，仕事の日も休みの日も，居間のホットカーペットの上で夜中にセットしたケタタマシイ目覚まし時計の音にたたき起こされ，四つ這いで3m先の目覚まし時計を止めて，ブルブル寒さに震えながら暗闇の中でコーヒーメーカーと暖房のスイッチを入れる．数時間のつかの間の現実逃避から，必死に身体と頭を現実に引き戻す．パソコンを立ち上げながらかすんだ目をこすり，朝仕事に行くまでの時間を逆算して頭抱えている．……まぁこれが現実です．

　さて，ぼくのそんな妄想と現実はさておき，入院生活をしている患者さんの"目覚め"ってどうなんだろう？　"もしも自分が倒れたら……"と想像してみる．ある日突然の病に倒れ病院のベッドで目を覚ましたとき，そこが病院のベッドであると気がつくのに，どのくらい時間がかかるのだろう？　初めてみる無機質な景色がそこに広がり，自分がどこにいるのかなんてわからないだろうし，確かめたくても身体は動かず寝返りさえうてない．初めてみる看護師の顔は優しい笑顔だろうか？　事務的な冷たい顔だろうか？　身体には数本のチューブや機械が取り付けられている．自分の置かれている状況がわからずに，それを確かめたくて起き上がろうとすると"危険だから"という理由でベッド

に縛り付けられるのだろうか？　夜中に，我慢できない痛みを感じたり，寂しくて不安で声を出すと，"夜間不穏"と言われ非難されるのだろうか？　ナースコールを押すことは理解できているだろうか？　理解できていたとしても，"看護師が嫌々ながら来た雰囲気いっぱいだったら……"と思うと，コールすることに怖気づいてしまいそうだし，ただスピーカー越しに「先生が来るまで我慢してください」と言われるくらいなら，最初から我慢して自分が余計哀れに思えるようなことは避けたいと感じる気もする．……何日か過ぎ，自分の状況が何となく理解できたとしても，生活は決められたスケジュールどおりに規制され，検査だ，回診だ，リハビリだ……とかわるがわる，こちらの気持ちも身体もおかまいなしに，生意気で偉そうな職員に起こされるのだろうか？　もしもそんな状況になってしまったら，"せめて優しい笑顔と声で，ぼくの悲しみをこれ以上深くしないで"と思うような気がする．

　すっかり前置きが長くなりましたが，皆さんは患者さんをベッドサイドに行って起こすときに，どんなことを考えていますか？　自分の都合だけで，起こしに行ったりしていませんか？　最初のシーンは，患者さんを病室にお迎えに行って起き上がりの練習を行う場面の紹介から始めたいと思います．

事例紹介

■ 吉井 正さん（仮名）．60代，男性．
診断名　脳梗塞（右中大脳動脈領域に広範な梗塞巣），左片麻痺．
現病歴　2005年12月発症．発症から第58病日目に当院回復期リハ病棟に入院．シーンは入院から4日目，第61病日目である．
現　症　左片麻痺は重度で上下肢とも随意性はほとんどみられず，Br-stageはⅡ-Ⅱ-Ⅱ．感覚は表在覚・深部覚とも重度鈍麻．重度の左半側空間無視と注意障害があり，麻痺側の身体認知も不良．基本動作は寝返りにも介助が必要で，起き上がりは全介助．座位保持は，移乗バーを把持しても左側・後方に転倒してしまうプッシャー様の症状を示し，介助が必要．立ち上がり，立位保持にも大きな介助を必要とした．

シーン1　ベッドでの起き上がり

　「失礼します」と明るく落ち着いた声で病室に入り❶，4人部屋の奥にある吉井さんのベッドサイドへ行く．テレビをつけっぱなしで吉井さんは眠っていた．「こんにちは，吉井さん」と声をかけ，吉井さんを目覚めさせる．「お迎えに来ました．今から練習を始めたいと思いますけど起きられますか？」と声をかけながら，顔は動かせずに視線だけを動かしてぼくを見ている吉井さんの状態を観察する❷．少し言葉を交わした後，吉井さんが布団を少しはぎながら「お願いします」と言ってくれた．「じゃあ，起きましょうか」と声をかけ，布団を取ることの承諾を得て，布団をベッドサイドの床頭台の上に移す．ベッド柵の外し方も，慎重に❸．

　起き上がりの練習から始めることを吉井さんに告げ，この日は起き上がりの状況を確認するために，まず起き上がりの動作を自分で行ってもらう．麻痺側の脚の下に右脚を差し込む介助をすると，脚をベッドから下ろすことはできた．次に右手の肘を支点にベッド柵を引き寄せて"ヨイショ"と自分で声を出しながら起き上がろうとすると，麻痺側は連合反応を強めて組んだ脚は外れ，図1-aに示すように頭がやっと持ち上がる状態だった．

　現状がわかったところで，起き上がりの練習を開始する．吉井さんに「起き上がってください」と指示すると，"側臥位になり，手をベッドについて肘を立てて……"というこちらが期待する手順は無視されて，吉井さんは端座位になっている自分の姿目指して，一直線に起き上がろうとしてしまう．そこで，指示を"まずは顔を右に向けてみましょうか"というように，いくつかの段階に区切って，一つ一つの身体の使い方や動きを確認しながら❹起き上がりの練習を始めた．吉井さんの顔の向きや視線を誘導できるように配慮した位置に座る❺．麻痺側の下肢を屈曲しながら回旋を誘導すると左股関節の外側に痛みを訴えたので，骨盤と下肢が回旋して側臥位になるまでの動作をゆっくり繰り返し誘導した（図1-b,c）❻．下肢をベッドから下ろして身体を起こす動作を練習するときには，連合反応を強めないように骨盤や下肢の動きを誘導しつつ，頭部の動きと，上部体幹・下部体幹を屈曲しながら起き上がる動きをまとめるように注意しながら誘導する（図1-d〜f）❼．起き上がったままの姿勢では図1-gに示すように不安定な座位で安定しない．起き上がっていただいたら，まずは落ち着いて座っていられる場所を探してあげる（図1-h）❽．

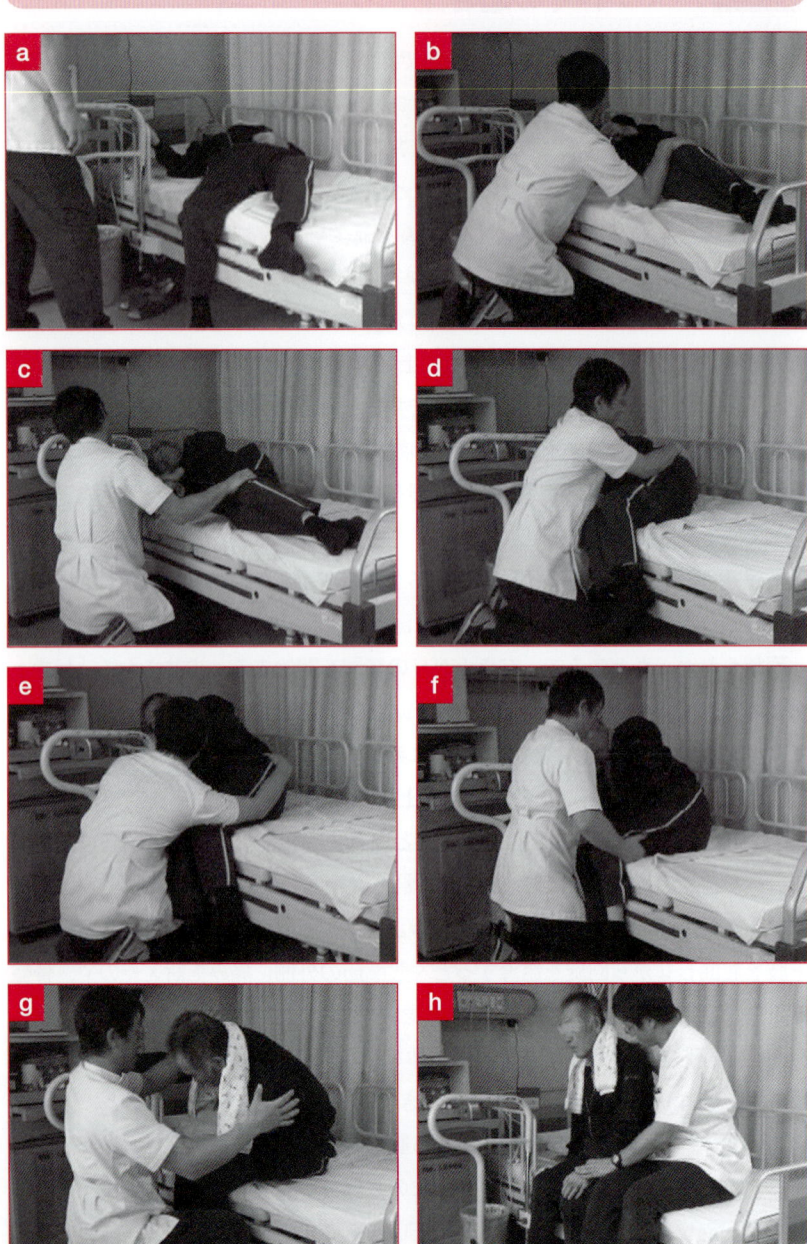

図1 ベッドでの起き上がりの練習

覗いてみた頭の中身

❶「失礼します」と明るく落ち着いた声で病室に入り

　たとえ患者さんの認知が悪くても，病室がプライベート空間であることを意識します．だって自分が宿泊しているホテルの部屋に，従業員が「こんにちは」の「こ」の部分で扉を開けながら部屋に入ってきたら，皆"ウヒョー"と心臓が止まりそうになるはず．自分の仕事の都合だけで走り回っていると，ついつい患者さんの立場を考えなくなるから注意が必要です．医療関係者の中にはけっこう無神経な人が多いような気がしますが，皆さんは大丈夫ですよね？　そしてそのときの姿勢・立ち振る舞いや表情にも注意します．疲れていても，職場でその日イライラすることがあっても，患者さんには関係がないこと．あなたがベッドサイドに入っていくことで，そこの空気がどう変わるか？　意識してみてください．「あっ，来てくれて嬉しい」と思ってもらえるような関係づくりは，そこから始まると思っています．

❷ 顔は動かせずに視線だけを動かしてぼくを見ている吉井さんの状態を観察する

　吉井さんは身体や視線を動かせる範囲が少なく，視野も狭いから，"ドタドタ"とベッドサイドを不意打ち・急襲しないようにします．そして，吉井さんが苦労せずにぼくを視野に入れられるような場所に立ち，寝ている状態，声かけに対しての反応や表情をみて，その日の体調や気分を，ちゃんと感じ取ります．"リハビリに行く"ということに対しての思いは，一人ひとり異なるし，その日によって体調も違えば，気分も違うから，この段階から声かけのタイミングや口調を相手の状態に合わせる意識をすることがとても大切です．表情や雰囲気，介助の力加減，指示の出し方……それだけで，患者さんの反応は大きく異なります．みんな気を遣っているつもりでいても，案外できていないという人が多い気がします．

❸ 布団を取ることの承諾を得て，布団をベッドサイドの床頭台の上に移す．ベッド柵の外し方も，慎重に

　しっかり観察していたら，起きる気になったかどうかがわかります．ちょっと頭を持ち上げようとするとか，自分から布団を少し下げようと布団に手をかけるとか．そんな反応をちゃんとみます．逆にそういう動きを引き出すように声をかけることが大切です．寝床を急襲したうえ，さらに波状攻撃とばかりに，「はい，リハビリに行きますよ！」なんて言いながら，すでに手は布団を剥ぎ取り，ベッド柵を取り外しにかかってません？　しまいには，ベッド柵をベッドにぶつけ耳元で"カーン"と大きな音を立ててとどめをさし，「恐怖のリハビリの始まりだぁ」と思われないように気をつけます．そういう部分を丁寧に行うと，患者さんは"この人は私を大切にしてくれている"と感じてくれて前向きな気持ちになるし，逆にそこを雑に行うと"コイツは私のことも雑に扱っている"とネガティブな気持ちになってしまうから注意が必要ですよ．

❹ いくつかの段階に区切って，一つ一つの身体の使い方や動きを確認しながら

　吉井さんは臥位から起き上がろうとすると，頭部から頸部，上部体幹と分節的に身体を起こしていくことができず，頭部から骨盤までが固定化され一直線に起き上がろうとするため，起き上がれない．片麻痺の患者さんの多くは，このように運動学的にも非効率的な動きをするのは，皆さんも知ってのとおりです．一つ一つ動作を区切って伝えていくなど，その方の動き方の特性に応じて指示の出し方に注意することが必要ですよね．

❺ 吉井さんの顔の向きや視線を誘導できるように配慮した位置に座る

　自分がどこに位置するかで，吉井さんの視線が変わり，起き上がる方向にも差が生まれます．例えば，必死に起き上がろうと右手でつかんだベッド柵越しにぼくの顔があると，吉井さんはそのままベッド柵に向けて起き上がろうとしながらも，近づく柵が怖くて，身体は後ろにのけぞりそうになります．だからぼくは視覚的な変化に配慮して，起き上がってきてほしい方向に，吉井さんの

視線や運動の方向を先行誘導するように，距離感を保ちながら自分の位置を変えていくことを意識しました．

❻ 骨盤と下肢が回旋して側臥位になるまでの動作を ゆっくり繰り返し誘導した

　寝返りの仕方にもさまざまな方法があるかと思います．吉井さんの場合には下肢からの動きのほうが，寝返りの動きを引き出しやすいと思い，組んだ脚を右側に回旋させながら股関節と膝関節を屈曲していけるように誘導しました．下肢を強引に動かそうとしなければ，連合反応を強めることなく頭部から体幹の回旋はその動きに合わせて自分で行えると考えたからです．もちろん寝返りをした後，その動きを数回続けて練習するために仰向けに戻すときにも，ゆっくりと元に戻れるように意識します．動きを誘導しながら，最初は10割動きを誘導していたのが，屈曲と回旋の動きを吉井さんができるようになって，数回目には介助が8割になり，5割になり，2割になり……"あっ，次は一人でできる！"というタイミングを意識しました．動き方を目で見て，介助する手で感じていますか？　"どこをどのように介助すると，相手に動き方がわかるような誘導ができるのだろうか"と考えながらやっていますよね？　相手の無意識に反応している部分も，こちらは意識化して汲み取ることが大切で，これができないと一方的な介助になり，相手の協力を得られないどころか，ベクトルが反対向きになって相手と戦うことになります．その感覚を研ぎ澄ますには，日々の真剣な実践ですよ．そしてそのコツや考え方を教えてくれるのが，さまざまな実技を交えた研修会です．ぼくもこんなつたない原稿を書きながら，"もっと研修会に行って学ばなきゃなぁ～"と反省している次第です．

❼ 動きをまとめるように注意しながら誘導する

　"動きをまとめる"なんて，ずいぶん抽象的な表現になってしまい申し訳ないなと思いながら，ちゃんと言語化することの難しさを感じています．最初は後頭部に回した腕を，吉井さんが右肘をベッドについて，肘をゆっくり伸ばし手掌で体重を支えていく動きのタイミングに合わせるように，そして動き出しの方向が異なっていれば，その方向を修正するように起き上がりを援助しました．頭部の動きが協応した動きになるのを確認し，次は肩甲帯からの誘導を…

…と，介助のポイントを変えながら分節的な動きを引き出すことを意識しました．繰り返す中で図1-d～fに示すように，骨盤と大腿部の固定と誘導で起き上がりの動作ができるように変わってきました．座っていく過程では，右手と右の臀部がベッド面から受ける知覚を強調できるように注視してもらったり，圧をかけながら誘導するように心がけました．情報の手がかりを，視覚や感覚を通して，いかにつくってあげるかが大切ですよね．

❽ 起き上がっていただいたら，まずは落ち着いて座っていられる場所を探してあげる

吉井さんは，起きたままの座位では左方に傾いてしまうので，右側の座面に重心を移しながら安定できる場所を探してあげます．起き上がった後は深く座りすぎた状態で，足底が床面にしっかりつく位置には起き上がれていないことが多いので，座面を少し前方に移して座位が安定するように調整することが必要になります．ベッドの上に手をついて，右側に重心を移すことで，楽な座位が取れることを感じてもらえるように，隣に座って調整しました．相手の状態に合わせて，"さらり"と姿勢を整えることが必要ですよ．ここを大切にして，恐怖感を与えないように安心・安定させないと，次に靴を履いてもらうときはさらに大変！　立ち上がらせようとすると，エライ大変!!「ここにつかまって！　後ろに倒れないように!!　重心は右です．右!!」と命令する暇があれば，優しく安定する座面や姿勢を探して，ちゃんと落ち着けてあげてください．

逆に臥位になるときのことですが，起き上がらせ方を解説した文章は多いけど，寝かせ方に関しては少ないように思います．でも，寝かせ方ってとても大切．枕の位置を整えて頭の行き先を示してあげる．ベッド柵に依存して寝ていくのではなく，ベッド面についた手を枕に近いほうに滑らせるように身体を倒していき，肘をつく．肘の位置をずらしながら肩を抜くようにゆっくり頭を枕の上にのせていくなど，大切な要素が詰まっている．最後のところで"ドスン"と落ちないようにしてあげることが大切です．わらべうたの"とおりゃんせ"のように，さまざまな動作を誘導するときは"行きはよいよい帰りはこわい……"とならないようにすることが，必要だと考えています．

重度の左片麻痺の方で，注意障害・半側空間無視を伴いプッシャー様の症状

を示す方は多いと思います．吉井さんも動作が性急で粗雑になりやすく，慣れないケアワーカーや看護職員は起き上がらせるのにとても苦労していました．また肩の痛みが強いため無理やり起こそうとすると"イタイ！　イタタタ!!"と叫んでしまい，介助者はおろおろするか，"しっかり力を入れて!!"とついつい注意しがちな状況でした．何度同じことを言っても，同じ失敗を繰り返しやすく，こちらの誘導に対する集中力を維持することが難しいから，介助者は強い口調で指示をしたり，"また同じことを言わせる"みたいな気持ちで接しがちです．だけどうまく動作ができない本人には，怖い思い・痛い思いをした記憶や，凹んでしまった記憶がしっかり残っていて，落ち込みやすい．1回でも雑な起こされ方や，嫌な思いをさせられた人が起こしに来ると，それだけで身体は負の反応をしてしまうから，余計痛がったり，動作をうまく遂行することが難しくなる．「言われていることはわかってんだよ，やりたくてもできないんだよ，身体がいうことをきかないんだから大変なんだよ．勘弁してよ!!」という声を発しているようにぼくにはみえるのです．このような方には特に早めに介助のポイントを見つけ，病棟の全職員が楽に起こすことができる介助方法を身につけて，うまく誘導して動作を介助し，自信を積み重ねてもらうことがとても大切ですよね．

　起き上がる，座る，立ち上がる，立位バランスを保つ……基本動作と呼ばれるこのようなことは，PTの専門領域だということで，あまり熱心に取り組んでいないOTは意外と多いような気がしていますが，いかがでしょうか？　基本的な動作がわからずに応用的な更衣や入浴を指導できるわけがなく，そんなのはキャッチボールすらできないで野球の試合に出ているようなものですから，甘い甘い．そして，以降のシーンすべてに共通することですが，ついついハウツー的に患者さんをみていませんか？　一定のパターンに無理やり患者さんの動きを当てはめていこうとすると，うまくいかないことのほうが圧倒的に多い．もちろん教科書に書いてある程度の知識は予備知識としてもっておく必要がありますが，あくまでそれは基本なのですから……．How to ○○という本はたくさん出ていますが，例えばデートのときにマニュアル通りにやったってうまくいかないでしょう??　……といえば，みんなピンとくるかなぁ．

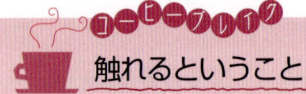

触れるということ

　毎日ぼくたちは，患者さんの手や足に触れて治療をしていますが，逆に触れられる経験をどのくらい意識して経験していますか？

　先日髪を切りに行って，シャンプーしてもらったときに感じたことです．カット前に洗髪してくれた人は，なんだかとても心地よく洗ってくれて，ウトウトしちゃうような感じだったのですが，カット後に洗髪してくれたのは，ちょっぴり苦手なタイプの方．洗ってもらっている間もなんとなく気持ちよくない．髪を洗ってもらうだけでも，従業員さんによって気分が変わる経験が皆さんはありませんか？……この差は何なんだろう？　また，そのお店ではシャンプー後に，頭皮と首・肩のマッサージをしてくれるのですが，ここでも従業員さんによる微妙な違いがあって，「痛いときは，おっしゃってくださいね」とはじめにやさしく言ってくれるのですが，"痛い"と思っても，すぐに"ちょっと痛いんですけど……"と簡単に口に出して言えない性格のぼくは，多少痛くても我慢しちゃうのでその時間が苦痛に感じることがあります．

　こんなことを考えながら臨床の場面を観察していると，患者さんに上手に触れている人と，あまりうまくない人との差を感じます．それは決して関節可動域訓練をするときや，徒手的な誘導をしている治療場面だけではなく，励ましたり，意識を向けさせたり，緊張をほぐして和ませたりするときに，うまく相手のからだに触れている人がいるということです．男性と女性の組み合わせによって，触れることの持つ意味や，反応は異なるらしく，そんな能力に長けている人は女性に多いように思うのですが，うまく相手のパーソナルスペースに入り込み，触れることでメッセージを上手に伝えている人を見ると感心します．

　ぼくたちは成長の過程で，学校の授業で習うことなく（教わった記憶がぼくにはないのですが），例えば"励ます"ときには背中や肩を軽く叩き，"慰める"ときには同じ場所をゆっくり撫でるというように，触れる場所と触れ方を変えることで気持ちを伝えることを身に付けているようです．得手不得手はあるでしょうが，少なくとも治療場面での身体

接触は大切な要素ですから自分の位置，触れるタイミングや強さ，触れる場所などで相手の内面に与える影響が違うことを，意識していることが必要だと感じています．"ズカズカ"と患者さんの隣に座り，自分勝手なペースで触っていませんか？　大好きな異性とはじめて手をつなぐとき，肩を抱き寄せるとき……きっとそんなときは全身の皮膚が，相手の発する体温や雰囲気など，一瞬一瞬感じとろうとするでしょう？　触れた手で優しさや思いやりを伝えられていますか？　逆にやる気の無さや，負の感情を伝えてしまっていないだろうか？　身体に触れるときは，相手の心に触れているという意識を持つことは大切なことだと思います．

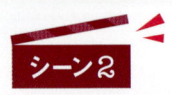

車いすへの移乗

　ぼくの「世の中で苦手なものベスト3」に入るものに，遊園地の絶叫マシーンがあります．とにかくあの無防備なシートに，安全ベルトで身体を固定された瞬間から，もう途中下車は許されないわけで，ぼくにとってはただの拷問にしか思えません．何が怖い？ って近くで見ているだけで怖いのですから，かなり重症です．特にあのマイナスGの"お尻浮き浮き感"と，股間のピンポン球が一瞬浮遊してどこかに飛んでいってしまうような感覚がたまらなく苦手（これは男にしかわからないでしょうが……）．だから昔々の若いころ，念願叶ってやっと付き合い始めた女の子から，「遊園地行きたい！ ジェットコースターに乗ろう!!」と言われて，まさに清水の舞台から飛び降りる決死の覚悟で一度だけ乗って以来，その恐怖心と失禁直前状態のトラウマから逃れられず，遊園地自体に近づかないようにしているくらいです．

　「もう二度と乗らないだろうな……」などと考えながら，ぼくには一生ジェットコースターに乗らない選択の自由があるけれど，「患者さんは日々，一日何度も，どんなに嫌でも，移乗の場面で怖い思いをしているんだろうなぁ〜」と思うと，何とかその恐怖心から早く解放してあげたいという使命感に駆られます．全国の絶叫マシーン嫌いの男性諸君（もちろん女性も，絶叫マシーン好きの人もですけど），日々の移乗動作の介助方法をあらためて考え，同じ不幸を患者さんに感じさせないように努力しましょうよ！

事例紹介

■ 高木 実さん（仮名）．60代，男性．
診断名　脳梗塞（右中大脳動脈領域に広範な梗塞巣），左片麻痺．
現病歴　2004年8月発症．発症から第69病日目に当院回復期リハ病棟に

入院．シーンは入院から39日目，第107病日目である．

現　症　麻痺側上下肢の随意性はわずかで，感覚は表在覚・深部覚とも重度鈍麻．重度の左半側空間無視と注意障害あり．起き上がりは全介助．座位保持は手すりを把持すれば可能だが，手すりを把持し続けることが困難で，すぐに手すりから手を離し倒れてしまう．立ち上がりは中等度介助で可能だが，立位保持は非麻痺側での支持がうまくつくれず，麻痺側に倒れてきてしまう状態．

シーン2　車いすへの移乗

安定して座っていただいた高木さんに，車いすに移ることを伝える（図1-a）❶．高木さんの座る位置や足の位置と，車いすの位置を最良の位置に整えたら❷，高木さんの立ち上がりのタイミングにうまく合わせられるように，介助の準備をする．動きの主役は高木さん．ぼくはそれに合わせた誘導をする（図1-b）❸．介助している場所は，強くつかんだり，"ギュッ"と握ったりして不快感や痛みを与えないようにして，立位の姿勢を安定させる（図1-c）❹．うまくお尻を車いすのほうへ向けられるように，高木さんの右手の握りの位置をずらすための誘導を加えながら，できるだけ安定した立位を保つため，右足での支持を崩さないように介助（図1-d）❺．方向を変えることができたら，座る準備に入る（図1-e）❻．動作のスピードは一定に保ったまま，ゆっくり優しく座ってもらえたら無事着陸成功（図1-f）❼．

図1　ぼくによる移乗動作の介助

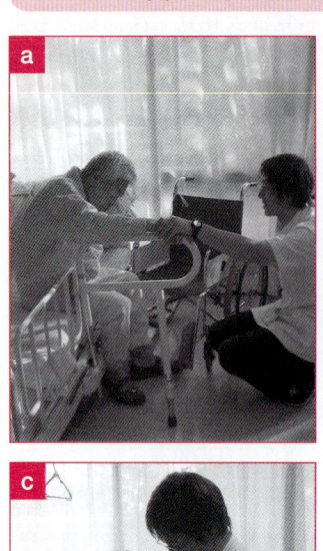
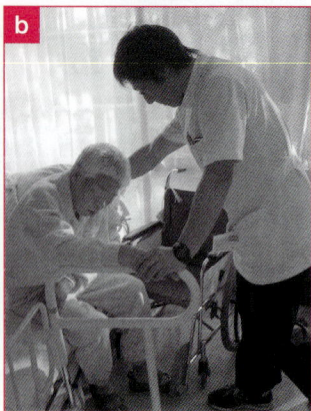
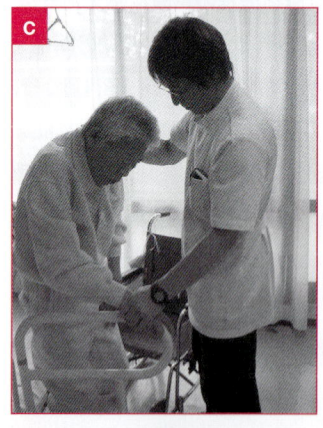
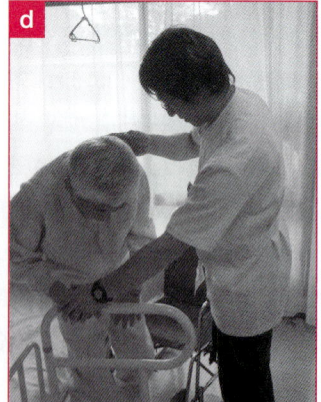
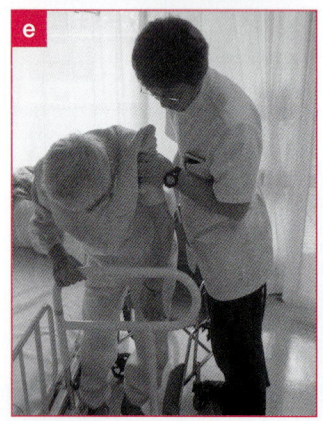
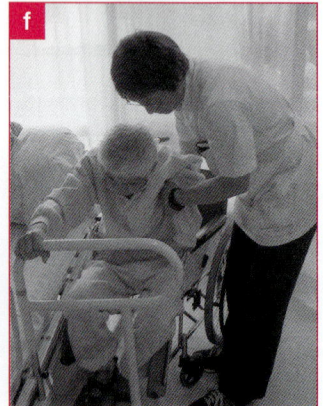

覗いてみた頭の中身

❶ 安定して座っていただいた高木さんに，車いすに移ることを伝える

　「はい，車いすに移りますよ」と言っただけで，伝えたつもりにならないことです．空間の認知も低下しているのですから，できるだけ「よくわかる」ように伝えることを大切にします．移乗に入る前に車いすの位置を確認してもらうために，ときには車いすを「なぜなぜ」擦ってもらってもいいかもしれません．図1-aでは，しっかり目を合わせて高木さんの気持ちを確認しながら，高木さんの右手が立ち上がりに必要な場所を握り続けていられるように，僕の左手で包んでいます．

　逆に車いすが目に入っただけで，もう気分は「車いす乗車100％モード」になって，身も心も車いすのシートに一直線で，こちらの準備が整う前に動き始めてしまう方も少なくないと思います．そういう方には，軽く肩に手で触れて上から圧をかける程度でも，その気持ちにブレーキをかけてあげることができるので試してみてください．

❷ 座る位置や足の位置と，車いすの位置を最良の位置に整えたら

　足の位置や座り方の1cmのズレでも結果が異なることを理解して，うまくいきそうな場所や姿勢を，瞬時瞬時に調整します．そのためには，そんなことをどのくらい意識して日々の移乗介助を繰り返してきたかの実績が問われるように思います．車いすの位置も座るときのことを考えて，自分が扱いやすいところに準備しておきます．もちろん移乗動作能力の改善に応じて，このような調整は不要になります．

　実は，移乗動作の出来・不出来はここまでの段階ですでに半分くらいは決まっているような気がします．病棟でスタッフに移乗動作の介助方法を指導をすることがよくありますが，うまく介助・誘導ができない人はこの時点で，患者さんが少し傾いていたり，手すりを持つ位置が手前すぎたりします．そこのほんの少しの違いでも，はたから見ていると，「あ～ぁ，こりゃきっと，この後傾いて苦労するなぁ～」とわかるものです．それだけ動作に移る前の姿勢のと

らせ方は重要です．そして，そんなことをさっさとたやすく，患者さんと会話をしながらやってのけることが大切．例えば「おじぎがしやすいようにもっと手すりの前のほうを持って！　もう少し前!!」とかうるさく指図しないで，どうして身体に近いところを握っていなければならないのかをみて，その理由を解釈したうえでうまく誘導することを考える必要があると思います．

❸ 動きの主役は高木さん．ぼくはそれに合わせた誘導をする

　みて，触れて，動き出しの初動を逃さないように感じることが大切です．タイミングがずれないように，感覚は研ぎ澄ませたいと思っています．

　「いち，に〜の，さん!!」と声をかけながら，「さん」で引っ張り上げる人がいますが，それではこちらのタイミングを押しつけているだけ．「いち，に〜の，さん!!」と声はかけたとしても，引っ張り上げるのは，患者さんの動き出しのタイミングに，こちらが合わせていますよね??

　「引っ張り上げる」という言葉より，「動き出しのタイミングに合わせて，動きの方向を誘導したり，修正を加える」という点を大切に行いました．

❹ 強くつかんだり，"ギュッ"と握ったりして不快感や痛みを与えないようにして，立位の姿勢を安定させる

　高木さんの左背中に当てたぼくの右手は，立ち上がりの方向を誘導しながら，後ろから支えて安心感を与えるようにしています．触れた掌だけで，安心感を与えたり，こちらの気持ちを伝えたりできるようになるのは大切な技術．強く握って不快感を与えないようにして，掌から「この位置であなたは安定します」と患者さんに伝えることを意識します．

　このときは，高木さんの右腰の辺りが，移乗バーに触れてそこに少しもたれかかっていれば，立位が安定することを意識してもらえるように軽く右側へ重心を移動する介助を加えました．まぁ「この位置で安定します」の「この位置」をうまく探してあげるのが，新人さんたちには難しいようです．介助する側が自信がないと，ついつい局所的に強く押さえたり抱えたりする．そうすると余計に抵抗した動きをされて，介助が大変になる．そんなときは自分の身体をうまく使って相手と接触する面積を増やすと安定させやすいと思っています．そして身体は近づいて相手の全身は見えにくいけど，自分の目は少し離れたとこ

ろから俯瞰してみているイメージで，全体を意識します．そのように一つ一つを意識して実践しないと，経験も技術も身に付かず，実を結びませんので日々の積み重ねが大事ですよ．

❺ 高木さんの右手の握りの位置をずらすための誘導を加えながら，できるだけ安定した立位を保つため，右足での支持を崩さないように介助

　立位が不安定な患者さんにとっては，まるで綱渡りのような状態ですので，外力として思いっきり身体を回転させるような荒業は使わないように注意します．病棟でときどき，相撲の両差し状態から，一気に「上手出し投げ」とか「浴せ倒し」のように，一気に決めてしまう場面を見かけることがありますが，これこそまさに，ひねりの効いた急速落下のコースター状態だから，絶対慎みましょう!!　図1-dでは方向を変えることを促すために，手すりを握る右手の位置をずらすための誘導をしています．つかまっている手をずらしたり，持ち替えたりするためにはそのときの姿勢が安定していることが必要ですよ．

❻ 方向を変えることができたら，座る準備に入る

　身体の向きを変えてしまえるまで，立位の姿勢を崩さないように力の入れ具合に注意します．倒れかけた重たいものを立て直すのには力が要りますから，バランスを絶えず崩さないように掌で感じ，目で見て細かい力の加減をします．図1-eをみると，高木さんの視線は下を向いてしまっています．早く座りたくて気持ちの98％くらいは車いすのシートの上面に向かっているような感じです．ここを，練習の場面でゆっくりした動作でできるように変えていく必要を感じますよね？

❼ 動作のスピードは一定に保ったまま，ゆっくり優しく座ってもらえたら無事着陸成功

　最後まで患者さんとの一体感を大切にします．最後に急に加速度が増し，重力に負けて「ドスン!!」と不時着させるのではなく，思わず拍手が湧くような見事なランディングを心がけます．介助者がズボンをガシッッとつかまえて，座ろうとしていることに無理やりブレーキをかけると，ズボンだけでなくその

下の下着やオムツが股間に食い込み，座った後の股間がギューギューと窮屈でいたたまれない状態になるので，ぼくは「ドスン!!」と座りがちな方には，お尻を下から支えるようにしてゆっくり着座してもらうように心がけています．写真を見ると，ぼくがもう少し高木さんの動きに同調して，一緒にしゃがんでいくような動きを取れば，さらに丁寧な座らせ方になったかと思います．

　図2は，同じときに「当院期待の新人？」OTの田中君に交代して，高木さんの移乗動作を行ってもらったときの写真です．図2-aでは，前方に突っ込みすぎた高木さんのヘッドバットが田中君の胸元に炸裂し，いきなりの先制攻撃に田中君が動揺しています．図2-bは方向転換の場面です．高木さんの左足が浮いてしまい，脚払いで右後方に投げを打っているような感じになっていますが，田中君の左手は脇の下から頑張って支えています．身体の向きを変えようとして，少し高木さんの身体を回しすぎたようです．図2-cで，今度はまるで高木さんの左肩タックルが田中君を押し倒そうとしているようです．何とかこらえた田中君が押し返しながら，高木さんは車いすのシートに不時着です（図2-d）．田中君の脚の踏ん張りが，それでも何とかゆっくり座らせたいという優しさを物語っています．突然の申し入れに，ぼくに"ダメ出し"されることを覚悟してチャレンジしてくれた田中君の名誉のために書きますが，この高木さん，通常の病棟生活の中では，もっともっと危なっかしく移乗動作を介助され「怖え～ヨ」といつもボヤカレておりましたので，まだ田中君の移乗介助は良心的なものでした．

　写真を見ながら原稿を書いていて感じたことですが，ぼくのほうが少し移乗バーの使い方をうまく誘導できたのが，今回のポイントだったような気がします．動作が性急になってしまう方に対しては，「車いすに移りますよ」という指示を出すよりも，「まず立ってください」「次に向きを変えます．手をこちらに持ち替えてください」「足の向きを変えます」「では座りましょう」などのように，動作を分けて指示を出したほうがうまく誘導しやすいことが多いと感じています．そして移乗動作の介助に限らず，動作を介助・誘導するときには，事前に次の段階でどのくらい不安定になりそうなのかを予測できること．そしてそのための対処を前もって準備して，そうならないための手立てをしておくことが重要なのだと思います．

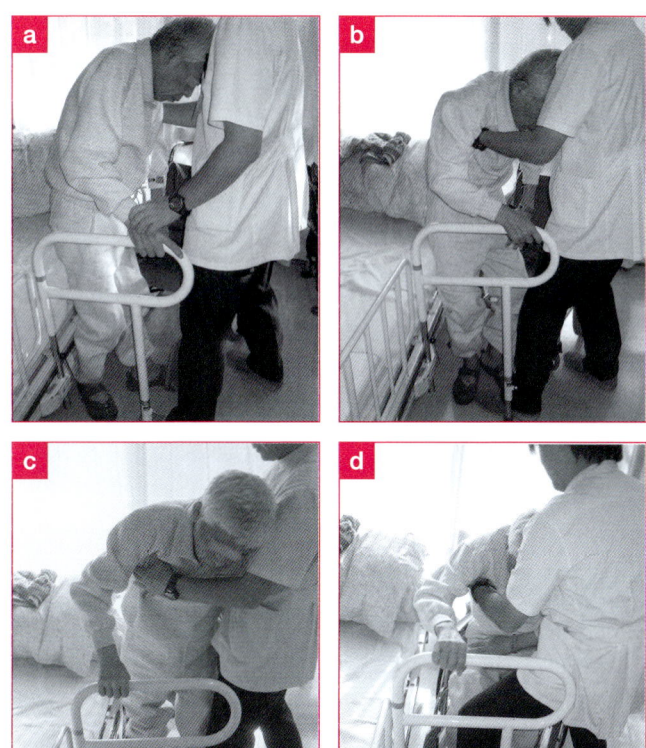

図2 新人による移乗動作の介助

　「誘導」は，誘って，ある場所や状態に導くのですヨ．「運搬」ではありません．たまに，コワレモノ注意の荷物を運ぶ宅配便のお兄さんのほうが，余程優しいのではないかと思える移乗場面に遭遇することがあります．そういう人ほど「もう！　しっかり立ってください!!」とか患者さんのせいにして，まだうまく立てない患者さんの心の奥をペシャンコに凹ませています．立位が不安定な方に立位を伴う動作をするときは，相手の怖がる気持ちをちゃんと理解して，できるだけ姿勢が安定するように心がける．もし患者さんが手すりを握ったまま離してくれなかったり，つかむ位置を持ち替えてくれなかったりするのは，姿勢が安定しなくて不安だからです．だから，移乗場面で患者さんがあなたに

抱きついて離れなかったら，それはセクハラではなく不安定な立位による恐怖心からですから，あなたが招いた結果です．くれぐれも相手のせいにしないでください．まぁたまには抱きついた若い看護師さんの肩越しに，うれしそうな満面の笑顔の片麻痺おじいちゃんを見かけることもありますが……．

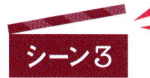

シーン3

食事

退院を間近にした患者さんに,「家に帰ったら,一番最初に何をしたいですか?」とよく聞くのですが,こんな答えが多くあります.「焼きそばを食べたいよ. 近所に昔馴染みのうまい焼きそば屋があってね……退院した日に食いに行くんだぁ〜」「(うわっ! 麺類?? 嚥下障害があって刻みの食事してるのに……) そんなにおいしいんですか? いいなぁ〜,ぼくも食べに行くからどこのお店か教えてくださいよ. でも気をつけて食べてくださいね……(笑)」. 別の人は,「寿司食べるよ. トロが好きでねぇ!! ウニも食いたいねぇ!!」「いいですね! お寿司!! 病院では生魚あんまり出ないですもんねぇ……(ちゃんと糖尿病の身体を気遣ってくれるといいけど……)」. 挙げれば切りがないほど,「帰ったら○○食べたいね」という方が多い. もちろんお家での手料理を楽しみにしている方もたくさんいます. 確かに魅力が薄い病院食(?!). それぞれの病院で食事についてはずいぶん工夫され,一昔前よりは病院食もかなり良くなったとは思うのですが,やっぱり家庭の味や,好物にはかなわないようです. さて今回は,そんな病院の昼食場面でのぼくの頭の中身の紹介です.

事例紹介

■ シーン2に引き続き,高木 実さん(仮名). 60代,男性.
診断名 脳梗塞(右中大脳動脈領域に広範な梗塞巣),左片麻痺.
現病歴 2004年8月発症. 発症から第69病日目に当院回復期リハ病棟に入院. シーンは入院から3日目,第71病日目である.
現 症 麻痺側上下肢の随意性はわずかで,麻痺側の感覚障害は顔面も含め重度. 車いす座位の姿勢は麻痺側後方に傾きやすい. 重度の左半側空間無視と注意障害あり. 食事はお粥と刻み食で,食べこぼしが多く,左側の

食器は無視されてしまうために，声かけや促しの介助が必要．スプーンと箸を併用して食べている．

シーン3　食事

　病棟内の患者食堂は，食事の自立度や患者さんの希望等に応じて席が決められているが，ぼくが高木さんの食事に関わるときは，落ち着いて食事ができるように，==食堂の一角にあるOTコーナーに誘導する（図1-a）❶==．机に近づき，両足を車いすのフットレストから床に下ろし，麻痺手を机の上にのせて体幹を前傾しやすいように，==姿勢を整える❷==．==エプロンをつけて❸==，一皿ごとにメニューを説明し，==確認してもらってから食事開始（図1-b）❹==．食事中の指示の出し方に注意しながら，==タイミングを見計らって左側のおかずを食べてもらうためや，咀嚼せずに口に放り込んでは食べこぼしてしまうことに対しての介入を行う（図1-c）❺==．「もういい」と高木さんが箸を置くと，==本当に「ごちそうさま」==でいいのか確認して❻，食事を終了．

図1　患者食堂での食事場面

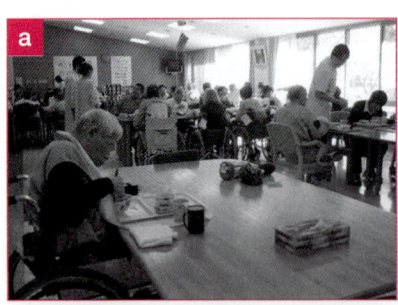

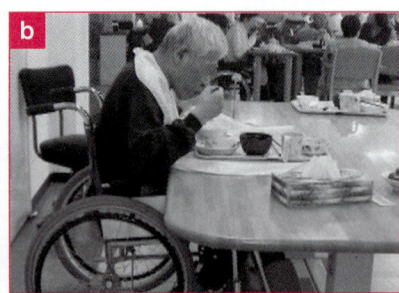

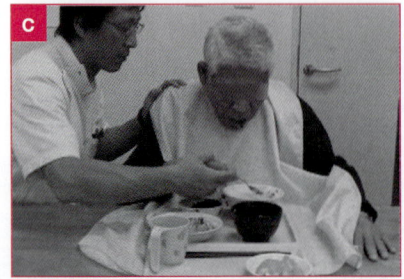

> 覗いてみた頭の中身

❶ 食堂の一角にあるOTコーナーに誘導する

　回復期リハ病棟の患者さんは，全身状態が悪くベッド上で経管栄養をしている一部の患者さんを除いて，全員食堂で食事をします．介助が必要な方は机の端のほうに席を準備して，介助が行いやすいように看護師が席決めの工夫をしていますが，食堂の構造上どうしても患者さん一人分のスペースは限られるし，高木さんには落ち着いてゆっくり関わりたかったので，食堂の一角にあるOTコーナーを利用しました．狭いスペースで介助すると，どうしても立った姿勢での介助になりやすいから注意が必要ですよ．立位で介助すると，患者さんの頭は上向きになり嚥下にも支障をきたしやすくなるし，見た目も悪く，第一失礼ですよね？

❷ 姿勢を整える

　当たり前のことですが，食事中の姿勢は重要です．食べ始める前のセッティングをしっかりしないと，姿勢が崩れやすいので注意します．もちろん食事中も観察し，姿勢が崩れたら修正します．頸部を側屈や伸展して嚥下すると飲み込みにくいのは，皆さんご存知ですよね？　車いすで食事する方も多いのですが，車いす自体が身体に合っていない人も多いし，古くなった貸し出し用の車いすは，シートやバックレストがたわんでいて，座位の能力が低い人にとっては好ましくないことが多い．それぞれの人に適合した椅子や車いすを提供できればいいけど，まだ不十分であるのが現実です．それでもちょっとした座面の取り方やクッション等の工夫で変えられることも少なくありません．座位能力が低い方に対する，このちょっとした修正が意外と難しくて，下手な人がやると何度やってもすぐ崩れてきたり，やりすぎて反対側に倒れてきたりします．普段食堂に足を運んでいないOTの方は，ぜひ「姿勢レスキュー隊」として食堂に行き，姿勢チェックをしてください．崩れた姿勢で食事している患者さんは意外に多いと思います．高木さんも，食堂の椅子を用いて食事してもらったり，背部にクッションを入れたりして，工夫をしました（図2-a，b）．図3は悪い例です．写真ではわかりにくいのですが，机と身体の距離は開き，足はフ

図2　姿勢が整うように一工夫

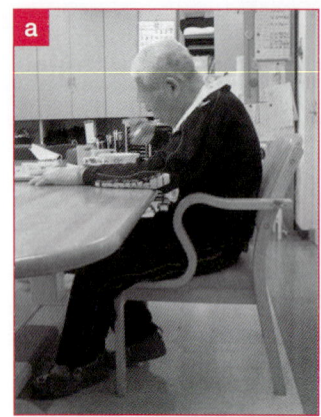
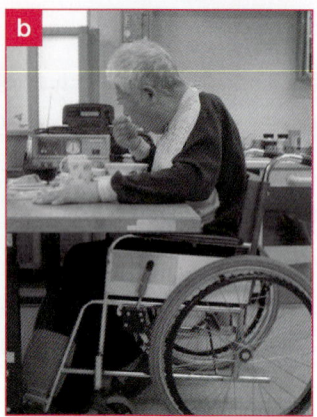

図3　崩れた姿勢での食事

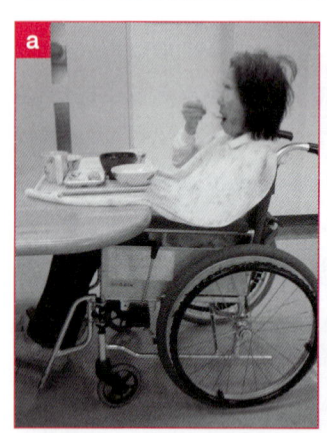
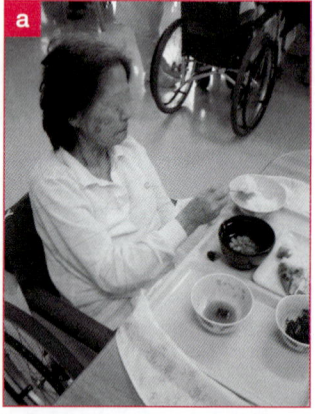

ットレストの上，体幹も左に傾いてきています．これでは体幹を前傾しにくく，遠いお皿に手を伸ばしながら食べるので，食べにくさや，食べこぼしの多さが容易に想像できますが，このくらいの姿勢で食事している方は少なくないように思います．「姿勢レスキュー隊」の活動は，このような患者さん一人ひとりの姿勢を変えながら，将来的には食事に関わるスタッフ全員の姿勢に対する意識を変えるのが大きな目標です．

❸ エプロンをつけて

「食べこぼしがあるから」と，闇雲にエプロンをつけることには反対です．かっこ悪いし，❷で述べたように両足が床について，前かがみの正しい姿勢で食事すれば，食べこぼしても服を汚すことは少ないと思うので，できるだけ外せるような工夫を心がけています．高木さんの場合も，ときどきエプロンなしで食べてみたりもしたのですが，このころはまだ「つけてたほうが安心だよ」と，食べこぼして服を汚すことを高木さんが意外にも気にされていたので，エプロンをつけて食事していました．

❹ メニューを説明し，確認してもらってから食事開始

転入時は，「すくいやすい皿」に移したご飯の上にすべてのおかずを盛られ，どんなおかずでも「ぶっかけご飯」になっていた高木さん．「なんでもぶっかけご飯」は早急に廃止しました．しかし高木さんは右手前の視野に入る食器にしか注目できないので，まずは本日のメニューを一皿ずつ確認してもらいながら，食器の配置を工夫します．配膳されるトレイは通常横長に使用されますが，高木さんには横方向への体幹や視線の動きの広がりを少なくするために，このときは縦長に用いています．

食事のときは，高木さんのように半側無視がある方に限らず，自分でメニューの確認ができない方に対しては，食事のメニューをお伝えすることは非常に大切だと思います．レストランのように「フォアグラのポワレを牛フィレ肉でサンドしローストしたビーフロッシーニでございます」とか「甘鯛と駿河湾アサガ海老のパイ包み焼き，軽い赤ワイン風味のバターソースでございます」と，長ったらしく舌を噛みそうな名前はないはずですから，簡単なことです．特に嚥下食でムース状になったり，1cm以下に細かく刻まれている正体不明な食べ物を食べている方には，優しくお伝えする必要があるのではないでしょうか？また，エプロンにしても，「すくいやすい皿」にしても，その方の状態に応じて使うことは必要ですが，病棟では，一度使い始めると外すタイミングを逃していつまでも使っていることがあるので，注意が必要です．誰かが，「あれ？まだエプロン？　本当に必要??」「なぜ，まだすくいやすい皿??」と疑問を感じて，意識して変えないと変わらないことが意外と多い．退院後の食事の方

法や場面，QOLとしての食事を考慮して，そのためには今何をすべきかを考えられるのがOTの得意とすることであるので，OTがその役割を果たすことが必要です．そして，そのような考え方を他職種の方々にもお伝えして，協力を求めることが大切だと思っています．

❺ 食事中の指示の出し方に注意しながら，タイミングを見計らって左側のおかずを食べてもらうためや，咀嚼せずに口に放り込んでは食べこぼしてしまうことに対しての介入を行う

「食べ方は汚かろうが，メシぐらいはあれこれうるさく言わずに，好きなように食わせろよ」という感じの患者さんも少なくないと思うので，食事のときの介入の仕方には十分配慮します．高木さんの場合，食事が配膳されると，ぼくの介入を受け入れる間もなく，目の前に出された食事に一直線．何しろ右側にご飯があれば，おかずに一口も手を出さずに，ご飯だけ先に食べ終えてしまいそうな勢いで"パクパク"口に取り込んでは，1/3は口からこぼれ落ちてしまいます．できるだけ自発的な動きを阻害しないように注意しながら，一口量と口に運ぶタイミングを調整するように心がけました．左側のおかずに対しては，体幹の向きや頭部，視覚の方向も変わるように姿勢をコントロールしながら，落ち着いて食べてもらえるようにゆっくり右手を誘導します．食事をしている間に，左側への注意や食べるタイミングを改善させることを意識して介入しました．

❻ 本当に「ごちそうさま」でいいのか確認して

転入時は何でも全部食べていた高木さん．入院から3日目でしたが，このときには味覚や意識も少ししっかりしてきたのか，まずい物は「まずい」と言って残すようになりました．そこで，見えていないために食べ残したのか，嫌いで残したのか，食べるのに疲れて食べ残したのかを高木さんに確認します．好き嫌いは仕方ないと思うのですが，あまり残されても，必要な栄養摂取ができなくなるので注意します．

病院に入院したり施設に入所すると，好きなときに好きなものを食べるという自由も制限されてしまいます．食事の目的は，必要な栄養を摂取することで

図4 喫茶店でスパゲティ・ナポリタンに挑戦

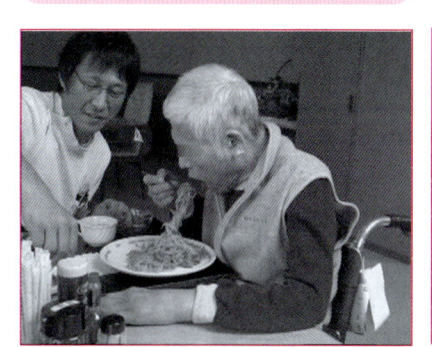

図5 社員食堂で，定食と追加注文した餃子を完食

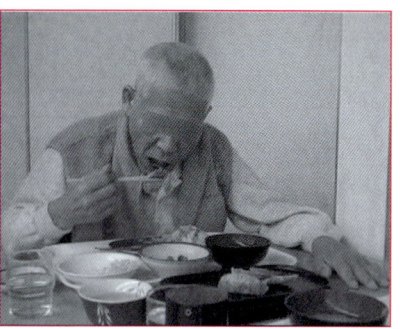

すが，自分で口に運び食べることは脳や内臓機能等，広範に良い影響を与えます．そこにOTの視点と技術で"食"の質を高め，もっとその人に応じた楽しい食事ができる環境をつくれないかなと考えています．確かに，病院食って魅力は薄いのかもしれないけれど，それにしても病院で楽しそうに食事している患者さんは，とても少ないような気がするのです．嚥下に障害がある患者さんが，好物を食べるときだけはうまく飲み込めることがありますよね？ 高木さんの場合も，好きなおやつを食べるときは，口腔内の動きは良くなるし，食べこぼしも少なくなりました．

　図4は院内の一般の方々が利用する喫茶店に昼食時に高木さんと一緒に行ったときの写真です．今回のシーンから2カ月くらい経過したころですが，病棟の患者さん用の食堂以外での食事場面を評価したくて，看護師を伴い出かけてみました．このとき数あるメニューの中から高木さんが選んだのは，スパゲッティ・ナポリタン．意外な選択に驚きましたが，フォークでクルクルとパスタをまとめて，食べこぼしも大変少なく食べる姿に2度驚かされました．図5は，「今度は社員食堂に行ってみよう」と，昼食時に混雑している社員食堂で食事したときの写真です．このときは，昼の定食に加え，「餃子食いたい」と餃子まで追加注文．とてもおいしそうに，しかも普段より上手に食事するなど，通常の食事場面とは違う一面を見つけることができました．

OTコーナーではときどき，病棟前の畑で収穫した，取れたての野菜で患者さんが煮物等調理の練習をすることがあるのですが，そんなときは患者さんがいつの間にか集まってきて，普段は食欲がなく看護師を困らせている方でも，おいしそうに患者さんが作った料理をパクついていたりします．まな板で野菜を刻む音，湯気とともに漂う香り，おいしそうに彩りを考えて盛り付けられた煮物……五感をうまく刺激されて，ぼくたちは食生活を楽しんでいることを感じさせられます．そんなことまで考えながらOTらしく患者さんの"食"に関わることが大切ですよね？　食卓周りの環境にしても，一緒に屋外歩行したときの花を一輪挿しに生けたり，病院の給食トレイからランチョンマットに食器を並び替えてあげる等，さまざまな工夫をする気持ちをOTならもっているはずです．食事だけではなく，その他のADLすべてに共通することですが，ADLの一つの項目として動作をみるだけではなく，楽しさや，幸せな気持ちなど，"質"の部分も考えてアプローチできるのがOTの素晴らしさです．

　最後に一言．あなたの好きなお店，嫌いなお店の特徴を思い浮かべてみてください．長く待たされたり，料理の出し方が雑だったり，出てきた料理がまずく，スタッフの態度も横柄だったらその店には二度と行かないでしょう？　逆に，素敵なお店にはおいしく料理を食べられる工夫や秘密がたくさんあって，スタッフの動きも巧みにサービスが行き届いています．たまには奮発して，休みの日に大切な人を誘って，おいしいものでも食べに出かけてみてください．学ぶところはたくさんありますから．どのくらい気づくかはあなたの感性しだいですが……．

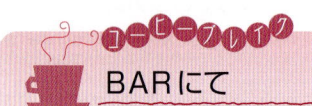

コーヒーブレイク

BARにて

　学会や研修会でいろんな街に出かけると，食事してホテルに戻る前に，「ちょっと1杯……（大概2，3杯になっちゃいますが）」と，BARを探し歩き，鼻をクンクンしながら，"いい感じ"の店を探して扉を開けることがあります．そんなときの"いい感じ"の店とは，落ち着いた雰囲気で，騒がしい客がいなくて，おいしいお酒を出してくれて……と消費

者はわがままです．たまには失敗と思えるBARに飛び込んだ経験も重ね，それなりに"当り"を嗅ぎ出す確率は高くなったような気がします．まぁ外れたら外れたで，さっさと1杯で切り上げ「あぁ～，今日はツイテナカッタナ……」とホテルに戻り，缶ビール片手にベッドに転がれば，それはそれで次へのリベンジの機会につながるのです．

　BARやレストランの味のまずさや，従業員の対応の悪さに腹立たしいこともありますが，まぁそこの店を選択したのは，自分だし諦めもつきます．同じように，テレビの中の下手な役者の芝居や，下手な歌手の歌が目障り，耳障りだと感じたらチャンネル変えればいいわけです．

　でも病院の職員がプロに徹していなかったら最悪です．最近はインターネットなどで病院の情報も得やすくなったとはいえ，実際には大半の方が，吟味して入院する施設を選んでいる余裕はあまりないはずです．入ってから「ワッ，ここは最悪！」と，1杯ならぬ一晩でほかの病院に移るわけにもいかず，ただひたすら耐えるしかないのです．ねっ？　そう考えると，バーテンダーやレストランのシェフや，役者や歌手より，ぼくたちはプロに徹しないといけないと思うのですが……彼らほどプロに徹している人って，本当に少ないような気がするんです．お客である患者さんや家族に選択する自由が，まだまだ与えられていないから，それで成り立っているんだろうなと思うと……怖い．悪い店がすぐに潰れてしまうように，ぼくたちの現場もいつまでも生ぬるい世界では済まされないと思っています．

シーン4

歯磨き

　ここ数年，ドラッグストアに並ぶデンタル製品の種類がずいぶん増えたように思います．「芸能人は歯が命」と，歯磨き粉のCMがヒットしたのは確か1995年ごろ．もう一昔も前ですが，そのころからたんに虫歯がないだけでなく，"白い歯""キレイな息"など，口の中のケアに関しての意識がずいぶん変わって，「一般人でも歯は命!!」という感じがします．

　最近はリハビリテーションの分野も，歯科医師や歯科衛生士の協力が不可欠になってきました．ところが恥ずかしながら……ぼくは作業療法室にいたころ，あまり患者さんの口の中のことを気にしていなくて，4年前に回復期の病棟に配属されて看護師と一緒にADLをみるようになってから，あらためて口腔内の清潔の大切さに気づかされました．そこで今回は，整容動作の中から"歯磨き"を取り上げます．まだまだ勉強中ですが，最近は担当患者さんのお口の中を覗かしてもらうことも増えてきました．患者さんの口の中を覗きながら考えている私の頭の中を，今回は覗いてみてください．

事例紹介

■ シーン2，3に引き続き，髙木 実さん（仮名）．60代，男性．
診断名　脳梗塞（右中大脳動脈領域に広範な梗塞巣），左片麻痺．
現病歴　2004年8月発症．発症から第69病日目に当院回復期リハ病棟に入院．シーンは入院から11日目，第79病日目である．
現　症　麻痺側上下肢の随意性はわずかで，感覚障害は重度（顔面含む）．重度の左半側空間無視と注意障害あり．車いすに座っていることは可能だが左後方に傾きやすく，姿勢が崩れてずり落ちそうになっても，自分で修正することが困難．口腔機能は不良で，口唇の閉鎖は不全．発声もボソボソとした感じで聞き取りにくい状況．

シーン4　歯磨き

　3つ並んだ洗面台の中から，一番右の洗面台を選ぶ❶．車いすを洗面台に近づけたら，口の中の残渣物を指で取り出す（図1-a）❷．体幹は後方からぼくの身体で前傾させて，顔が洗面ボウルの上にくるように促し，数回うがいをしてもらう（図1-b）❸．次に持ってもらった歯ブラシに，歯磨き粉をつける介助を行う❹．高木さんが自分で行う歯磨きはとても簡単に終わってしまうので，仕上げ磨きを介助する（図1-c）❺．この間ずっと体幹の前傾を介助していたが，うがいをする際には自分で前傾する動きが出せたので，一人でうがいをしてもらう（図1-d）❻．「これで終了」としないで，口の中を確認する．口の中に吐き出しきれない水がたまっていることが多いので，服を汚さないように注意しながら，水を出す介助を行う（図1-e）❼．最後にもう一度口の中を観察し，必要があればもう一度仕上げ磨きをして終了（図1-f）❽．

図1　歯磨きの介助

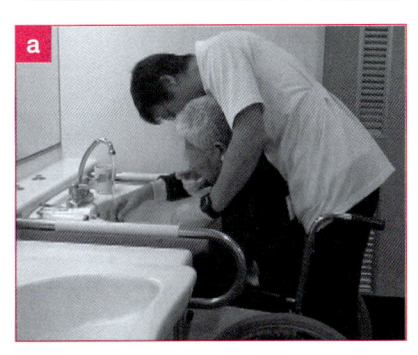

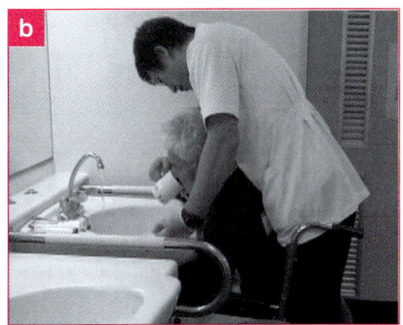

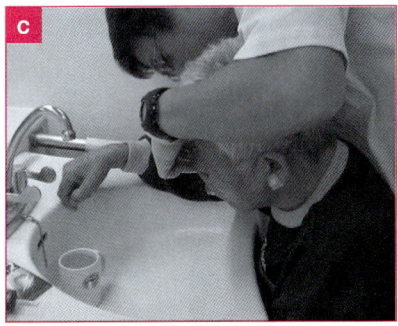

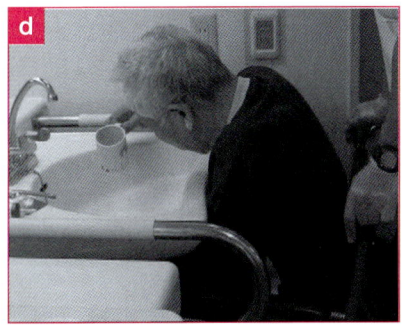

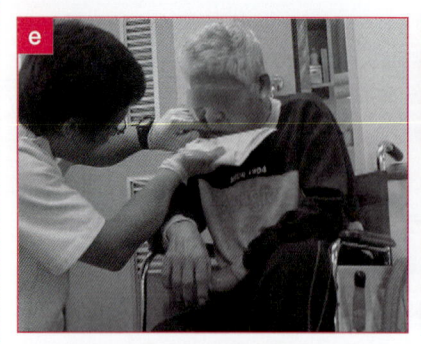

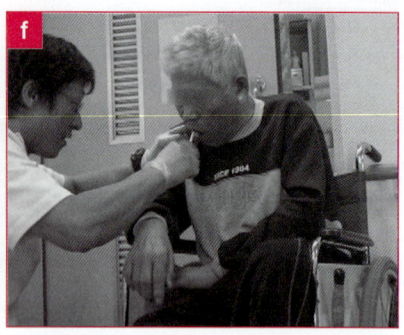

💭 覗いてみた頭の中身

❶ 一番右の洗面台を選ぶ

　左半側空間無視と注意障害のある高木さんは，右側からの刺激に過剰に反応してしまい，右側に人がいるとチラチラ見てばかりで，歯磨きに集中しにくいため，このころはいつも一番右の洗面台を用いるようにしていました．

❷ 口の中の残渣物を指で取り出す

　食事直後の高木さんの口の中の写真を撮ったのですが，うまく写らずここで提示できないのは残念です．2 cm 大の飴玉くらいの肉や野菜片がそのまま口唇と歯の間にコロコロ挟まっていたりしました．口腔機能が悪い患者さんの，食後のお口の中を覗いたことがない方は，ぜひぜひ観察してください．まるで「リスさんの頬袋」みたいにいろいろ蓄えて（？）ますから．この状態に近い体験をするには，「クラッカー早食い対決!!」がお勧めです．友人とクラッカー5，6枚を一気食いして早さを競ってください．口の中に何とかクラッカーを取り込んだはいいけど，その後が大変でしょう？　そこで自分の健康な歯と，唾液の重要性と見事な動きの舌の存在を確認することができるのではないかと思います．ぜひお試しを!!

❸ 体幹は後方からぼくの身体で前傾させて，顔が洗面ボウルの上にくるように促し，数回うがいをしてもらう

　洗面動作において体幹の前傾は大切な要素です．介護職の方からすると，体幹の前傾を保持させたまま介助するのは大変なようです．そこでOT登場．作業療法室での体幹前屈運動30回よりも，「一日3回，歯磨き動作の中で練習しよう前屈運動キャンペーン」を推奨します．高木さんも口の中に水をキープして"ブクブク"したり，"ペッ"ってうまく水を吐き出すことができないので，体幹の前傾を促し服がビショビショになることを防ぎます．介護用品としてよく見かけるガーグルベースンは，洗面台での前傾の練習にならないので，OTとしてはついでに「洗面所でのガーグルベースン使用追放運動」を展開する必要があります（当たり前だ！　あれはベッド上で使うものだ!!　とお叱りを受けそうですが）．**図2**は当院の新人OTにガーグルベースン体験をしてもらっているところです．勇気がある方はぜひ顔を真っ直ぐ向けたまま，口唇閉鎖不全になってうがいをしてみてください（服や胸元までビショビショになってもぼくは責任取りませんよ）．そういえば，当院でも以前は洗面所でガーグルベースンを使用している場面をときどき見かけましたが，最近は見かけなくなりました．

図2　新人OTのガーグルベースン体験

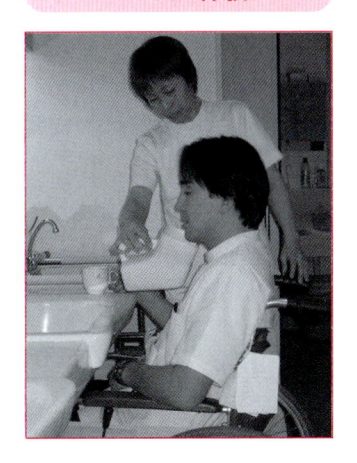

❹ 持ってもらった歯ブラシに，歯磨き粉をつける介助を行う

　高木さんは，一人で歯磨き粉を歯ブラシにつけることができないので，ぼくが歯磨き粉をチューブから少し出し，それを高木さんに歯ブラシでこすり取ってもらい手順を学習していただきます．「一部介助」の<u>どの一部</u>を介助するのかは，OTであればちゃんと戦略として考えていますよね．例えば，歯磨き粉のチューブを提示する方向やタイミングを変えることで患者さんの反応の違いを評価して，可能な行動を少しずつ広げていくことは，作業療法室内での作業の提供と同じです．

❺ 仕上げ磨きを介助する

　この日の高木さんの歯磨き時間を計ったら，わずか18秒で，磨いていたのは左下と右上ぐらいでした．磨けていない場所はブラッシングの介助を行います．このときも，「まだ入っているの？」というくらい食べカスがたくさん出てきました．ブラッシングを介助するときは，ぼくも失敗経験があるのですが，自分の歯を磨くときと同じような力加減でブラッシングすると，患者さんの歯茎は弱っていることが多く，出血しやすいから注意が必要です．

❻ 自分で前傾する動きが出せたので，一人でうがいをしてもらう

　入院当初は「洗面台に近づくのイヤです」という感じで，前傾を促しても後方に押し返していた高木さんですが，このころにはずいぶん洗面台と仲良くなれて，最初の段階でしばらく前傾を誘導していると，自ら洗面ボウルへ近づけるようになりました．「一日3回……前屈運動キャンペーン」効果は高いと思います．ただ，無理やり押さえつけるようにはしないでください．ちゃんと洗面台と仲良くなじめるように介助・誘導する気持ちが大切ですよ．そして，うまく介助すると洗面台で前傾の姿勢を保持することは獲得しやすい動作であるということを，看護・介護職の方々にもみてもらい，協働していくことが大切です．

❼ 服を汚さないように注意しながら，水を出す介助を行う

　しかし，まだまだ体幹の前傾も，水を口から吐き出す機能も十分ではない高

木さん．油断すると吐き出しきれなかった水が，姿勢を戻したときに口からダラダラとこぼれて，服を汚しやすい状況なので注意が必要でした．以前，口の中の水を全部出し切ったと思い，洗面台から離れて最後に口の中を確認する段階で口を開けてもらったら，"ダラーッ"と多量に水がこぼれてきて，冷たい思いをさせてしまい高木さんに手を合わせお詫びしたことがあります．

❽ 必要があればもう一度仕上げ磨きをして終了

　まだ口の中に何か隠し持っていないか（？），最後にちゃんと確認してみます．食事処でおじさまが，人目をはばからず爪楊枝使って"シーシー"と食べカスを取るのはみっともないですが……歳をとると確かに歯の間に隙間が増える．詰まっちゃうんだなぁ～悲しいことに．ここで，一つ注意です．高木さんもそうなのですが，人に口の中を覗かれるのは嫌なことですよね？　ぼくも歯医者以外では自分の口の中なんて絶対みせたくない．だから気安く"はい，あ～んして"とか，患者さんを子ども扱いするようなことを言わないでください．意外とそういう言い方している人が多くないですか？　言いがちなんだよね……．ちゃんと口を開けてもらう理由を伝えて，専門家の立場としてお願いしてください．

　「さっぱりしましたか？」と高木さんに聞くと，「おうっ」とうなずいてくれました．

　介護を受けている方の口腔内は，介護の鏡ともいわれています．急性期の病院（病棟）から送られてきた重度障害の患者さんに対して，お口の中をみせていただくようになったのは，病棟看護師の動きから学んだことの一つです．いやぁ，ほんとに悲惨な方が結構いるんですよ．清潔は患者さんの尊厳なのに……（悲）．唾液の量が減少し，水分摂取も少なくなりがちだから，口の中が乾燥してベタベタで汚れがひどく，口臭が強い人は多いし，粘膜の病変も少なくありません．これって医療者の怠慢・責任放棄……病院の恥だと思うのですが，皆さんの施設ではいかがですか？　食べカスは，約24時間でバイ菌の塊（歯垢）に変わり，1mg中に300～400種，1億の細菌が存在するそうです．もちろん誤嚥性肺炎の元になるし．そして歯垢は2～3日で硬くなり始め，7日以上で歯石になるとのこと．ネバネバお口の中に，舌苔は増えるし……．「舌苔が

あると絶対食事はまずくなるので」（おやじギャグで失礼）舌苔にも注意です．また歯磨きは，口腔内の清潔を保つと同時に，快適な刺激による爽快感をもたらすためにも重要です．2～3日歯を磨かずに口の中がすっきりしない不幸を味わってみてください．ついでに歯茎が腫れて歯肉炎の痛みの経験もできるかもしれません．

　ひとつ補足ですが，高齢者には義歯（入れ歯）を使用している方も多いから，入れ歯の管理も重要な課題です．「合わない入れ歯」「噛めない入れ歯」「不潔な入れ歯」，いろいろな問題があります．急性期から入院された方の入れ歯を確認したら，ずっと外されたままで，容器の中でコケ（苔）のようなものにおおわれて緑色になった入れ歯を発見したことがあります．入れ歯を外したままだったり，痛みのために食事のときにしか使わなくなると，歯茎がやせてさらに合わなくなる．入れ歯の調整は歯科の専門家に委ねるとして，そうなる前にまずは手入れが大切．毎食後洗いましょう……介助するか，自立を目指すかはもちろん対象者に合わせてですが，怠ると"デンチャープラーク"（義歯の歯垢）がついて口内炎などの原因にもなりますからね．

　歯磨き動作に直接関わっているOTは，まださほど多くはないかもしれません．「直接は関わってないよ」というOTの方は，ぜひ洗面所に足を運び，そこでいつも関わっている看護職の方と一緒にみて評価してください．まずは看護師，介護職からいろいろ学びましょう．そのうえで，立位で行う洗面動作を含めて，姿勢を整えて動作を改善させることや，高次脳機能障害がある方の手順の学習など，OTが役立つことがたくさんあるはずですから．明日から，皆さんいざ洗面所へGOです．

シーン5

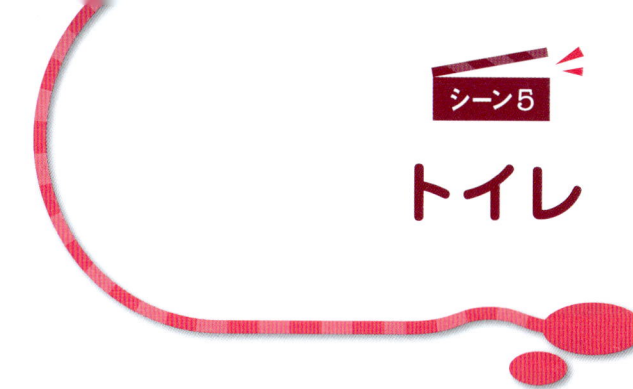

トイレ

　も う数年前の話ですが……伊豆半島の自宅から，浜松市で開催される静岡県作業療法士会の理事会に出席するために，東名高速道路を車で走っていたときのことです．静岡インターチェンジを通り過ぎ，牧の原サービスエリアに寄って一休みしようかとも思ったのですが，理事会開始までの時間に余裕もなかったので，一気に高速道路を休憩なしで走りきることに決定．ところがどうもお腹の具合がよろしくない．「やっぱり休憩しておけばよかったかなぁ～．まぁいいか！　もう少しだし……」と，次の小笠パーキングエリアを通過しちゃったのが，大きな判断ミスで不幸のはじまりでした．急に「便意緊急警報」が下腹部でサイレンを鳴らし始めたのです．「ちょっと変かなぁ～？」から「これはかなり大変だぞ！　緊急事態だ!!」の状態になるまでは，あっという間でした．今思えば次の遠州豊田パーキングエリアまで約15km，10分くらいの距離だったのですが，この10分間の長いこと，長いこと．前をゆっくり走る車が急に"生涯の仇"のように思え，スピードを上げて走ってはみるものの，下半身の緊張感を緩めるわけにもいかず冷や汗状態．声にならないうめき声を一人車内で上げながら，遠州豊田パーキングエリアの駐車スペースに車を滑り込ませ，大きなストライドでは走れないから，まるで"慌てた皇帝ペンギン"のようにトイレに駆け込み……間一髪．無事に滑り込みセーフだったこのときの「瞬間幸福度指数」は120点満点くらいでした．空腹や眠気とはしばらくは戦っていられますが，「便意（尿意）警報」には従うしかありません．勝ち目はありませんから……．こんな不幸な事態を考えると，病棟で患者さんに「トイレ」と言われたときに，「ちょっと待ってください」なんて言えません．即対応，救急隊員並みの迅速さが要求されます．というわけで，今回のテーマは「トイレ動作」です．

事例紹介

■ 吉田ふみさん（仮名）．70代，女性．

診断名 右視床出血，左片麻痺．

現病歴 2004年8月発症．発症から第24病日目に当院回復期リハ病棟に入院．シーンは入院から42日目，第63病日目である．

既往歴 1999年に左視床出血，2000年に右視床出血を起こすが，自宅でADLは自立して生活されていた．両膝に重度の膝関節症あり．

現　症 左片麻痺は重度で，わずかに共同運動が可能でBr-stageはⅢ-Ⅲ-Ⅲ．感覚は表在覚，深部覚とも重度鈍麻．寝がえりはできたが起き上がりは全介助．座位は，姿勢を整えて手すりを把持すれば保持できるが，左後方に崩れやすく見守りが必要．立ち上がりや移乗は介助量が多く，手すりを用いて右側での支持を促す介助をしないと立位保持困難．日中の排泄動作は，OTではトイレ動作の練習を兼ねてトイレ誘導を行っていたが，それ以外の場面では全介助でベッドサイドでのポータブルトイレで対応しており，トイレの使用を検討している時期であった．

シーン5　トイレ

　作業療法の時間に尿意を訴えた吉田さん．「これはチャンス！」と思い，「トイレに行きましょう」と吉田さんをトイレに誘導する．便器に移りやすい位置に車いすを停め，横手すりにつかまってもらい，立ち上がることを伝えてから，呼吸を合わせて立ち上がりの介助を行う（図1-a）❶．立ち上がってもらったら，まずは安定して立位保持できるように，身体の向きを変えてもらい，手すり側に少しもたれかかるようにして，縦の手すりに持ち替えてもらう（図1-b）❷．立位が十分安定したら，下衣を下げる介助を行い（図1-c）❸，十分に下げてから便座に座ってもらう．排泄を待つ間，まだこのときは急に倒れる可能性が高かったのでトイレの中で見守ることにして，「ここにいさせてくださいね」ということを伝える❹．排尿が終了したらトイレットペーパーを切る介助を行い，自分で拭いてもらう❺．再び立位を取ってもらい，下衣を上げ，きれいに整えたら❻，車

いすに座ってもらい，「はい，じゃ手を洗いましょうか……」と言って洗面台へ．

図1　車いすから便座への移乗介助

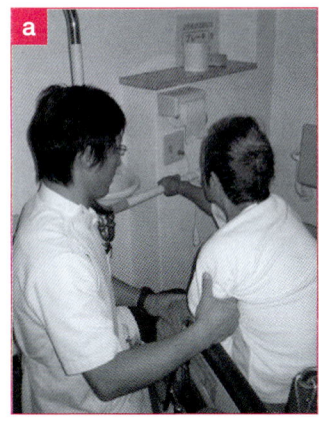

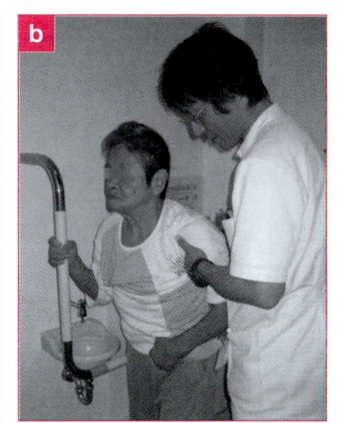

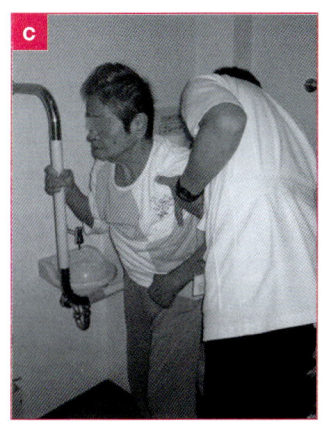

覗いてみた頭の中身

❶ 横手すりにつかまってもらい，立ち上がることを伝えてから，呼吸を合わせて立ち上がりの介助を行う

手すりにつかまる位置や，立ち上がり時に呼吸を合わせることは，〈シーン

2・車いすへの移乗〉に書いたとおりですが，トイレの場合は時間的余裕がないことが多く，急いで介助・誘導します．ただ，この"急いで"というのが結構曲者で，"雑に"ならないように"丁寧に急ぎ"ます．自立を促すための介助・誘導の基本がしっかりできていれば，めちゃくちゃ急いでいても雑にはならないと思うのですが，周りをみているとそうでないことも多い．急ぐと，どうも雑に，強引になりやすいようです．車いすへの移乗でもお伝えしたように，安定した移乗介助を行うことが大切ですが，特にトイレでは怖い思い，嫌な思いをさせないように注意が必要です．それでなくても，患者さんにとってトイレでの介助を依頼するのは，気が引けることです．そこで怖い思いをさせると「トイレ恐怖症」を誘発します．「トイレに行くのが（介助を依頼するのが）嫌だから，水分はあまりとりたくないんです」という患者さんの声を耳にすることはありませんか？　安心してトイレに行ける「（心理面への配慮も含めて）上手な介助」は「トイレ恐怖症」の予防として最低限必要です．

❷ 手すり側に少しもたれかかるようにして，縦の手すりに持ち替えてもらう

　その方の能力と手すり等の環境に応じて，患者さんが安定した立位を取れるように介助できることがOTとしては必要です．慌てるあまり，立位の安定もままならないままでズボンを下げようとするから，その間に患者さんは倒れてきて，「もうちょっと踏ん張って！」と叫びながら，片手で必死に身体を持ち上げながら片手でパンツを下げる．おっかなすぎて笑えない状況を見かけることがあります．図2-a, bは，うまく介助できない場合の吉田さんの状態です．若手OTと学生にやってもらったのですが，両方ともこの直後にカメラを投げ出し，救出しないといけないほどの状況でした．いずれも，立ち上がらせてから安定した立位姿勢にするための介助に戸惑っているうちに，吉田さんは倒れたくもないのに，左側に倒れてきてしまい，介助者は支えることだけに必死になってしまっています．吉田さんは，このころは移乗の場面で毎回このような介助を受けていたものと思われます．

　よく経験が少ないセラピストが，「プッシャーがあるから，立っていられなくて介助が大変です」と，簡単に患者さん側の問題にしてしまうのを耳にすることがあります．そんな言葉を耳にするたびに「おまえはプロだろう?!」と，

図2　うまく介助できていないときの状態

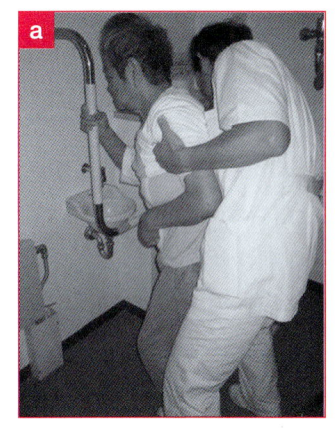

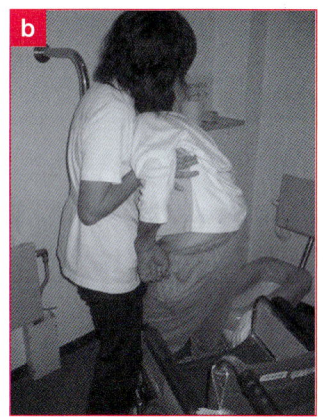

ぼくの脳の中では，小さな血管が"プチッ"と1本切れてしまっているような気がします．非麻痺側と体幹の筋力がそこそこ保たれていれば，プッシャーと呼ばれる症状の方々も，安定した手すりがあるところでは立位の保持自体はさほど難しくないと思っています．「プッシャーがあるから，立っていられなくて介助が大変です」というのは言い訳で，正確には「プッシャーがあって，ぼくにはそれに対応する知識も技術もないので，申し訳ないけど立たせていることができません．ごめんなさい」と言うべきだと思うのですが……いかがでしょうか？

❸ 立位が十分安定したら，下衣を下げる介助を行い

　右側の下肢での支持を促しながら，右の大腿部が横の手すりに軽く当たる位置に誘導し，手すりを把持していれば立位が安定することを，介助の手でやさしく伝えます．こんなときはあれこれ指示を出さず，いい位置に手早く，やさしく誘導するようにします．

　ぼくには楽にズボンを下げる介助ができました．ただ，リハビリの場面でうまく立てる人も，実際のトイレでは排泄することに注意が向いて焦ったりするため，うまく行えないことが多いものです．そういう場面で安心して動作ができるために役立つ介助・誘導の技術が必要ですよね……ぼくももっと勉強しなきゃと思っています．

❹「ここにいさせてくださいね」ということを伝える

　同じ空間の中で排泄が終わるまで待っているのは，大変申し訳ないことですが，転倒防止のために，そうしなければならないことも少なくはありません．「本当にこんなところに私がいるのは嫌で仕方がないでしょう．でも私はあなたの安全を守ります．だから大変申し訳ないけど，ここにいさせてください」という気持ちで，心を込めて接することが大切だと思います．当たり前のように居座る人はいないとは思いますが……．もちろん座位が多少でも安定したら，その場から離れてドアの隙間から身体の一部分が見える程度の場所で，転倒のきっかけにつながりそうな動きがみられない限りは，その場から離れているようにすることが必要だと考えています．また，特に女性の場合の排泄には，可能であれば同性のスタッフが関わることが望ましいと思います．このあたりのことは個人差もあるので，事前に看護師にさりげなく聞いてもらうなど情報を得ていたり，「私でもいいですか？　女性のスタッフを呼びましょうか？」と直接事前に確認しておいたり，誘導するときのちょっとした表情の変化を読みとって配慮しています．ただその方の年齢にもよりますが，OTが排泄に関わる目的を説明したうえでその方との関係をしっかり作り，普段は大変な思いをして排泄されている方に，楽で安定した介助を行っていれば，その安心感からか拒否されることはさほど多くないと感じています．

❺ 自分で拭いてもらう

　きれいに拭くということは意外と難しく，特に女性の場合は排尿後の清潔が大切な動作です．吉田さんの場合は何とか許容範囲でしたが，下着を観察し，汚れが目に付く方は陰部の清拭がうまく行えていないので注意します．また排便後にお尻を拭く動作は，その方によって病前からのパターンがあるので，そこにも配慮しながら介入します．便器に座った状態で体幹を前屈したり，側方へ重心移動した位置での座位保持が必要となり，難易度が高い動作ですので，ここでもOTの技術が必要です．排泄に関しては，この「拭き動作の習得」と「移乗」「衣服の操作」が作業療法で特に援助したい項目であると思っています．逆に「尿・便のin-out管理」や「尿・便の性状観察」「陰部の清潔を保つこと」などは看護職のほうがプロ意識も技術も高いので，依頼する部分は依頼しなが

ら，情報の交換をしっかり行う必要があると思います．そしてそこからお互いの技術や知識・知恵を学び合いながら，みんなのレベルを上げていくことが求められているのではないでしょうか．

❻ 下衣を上げ，きれいに整えたら

　最後が大切なんです．立位保持をしっかり取らせられないと，下げるのは何とかずり下ろせても，きちんと衣服を上げて整えるのは難しいことです．でもここはきっちり押さえたい．シャツの裾を整え，下着やパンツはきれいに上げましょう．病棟でときどき，患者さんの後ろからシャツがはみ出したままになっているのに，それに気づかないで（というより，まったく気にもしないで）立ち上がりや，歩行の練習をしているセラピストを見つけると，走っていってそのセラピストにドロップキックしたくなります．まさか本当にドロップキックするわけにもいかないから，その場でちゃんと患者さんの服をなおさせていただくのですが……．介助を受けている方だけではなく，やっとトイレ動作が自立された片麻痺の方などは，麻痺側の後ろ側がきれいに整っていないことがよくあります．ちゃんとその日のリハビリを始める前に，患者さんの服の着方等，身だしなみ全体をみてくださいね．

　同じ患者さんであっても介助する人によって介助量は大きく異なります．「全介助で大変です」という人もいれば，「軽い介助でできますよ」という人もいる．関わり方で患者さんの評価が異なるのは困ったことです．介助が難しい患者さんについて，「どうしたらいいですか??」と，看・介護スタッフが相談に来ることが，最近はずいぶん増えました．介助の上手・下手は看・介護スタッフに限らず，セラピスト間でも差が大きい．図3は病棟で困った事例があると開催しているお稽古会の場面です．写真や書面でわかったつもりになっていても，実際の場面での介助技術には不十分なことが多いので，できるだけ現場で実際の患者さんに関わりながら，一緒に繰り返し経験することが必要だと思っています．忙しい現場で時間を割くことは簡単ではありませんが，実践の中でしか伝えきれないことが多いから，介助のポイントを書式に残す時間があれば，できるだけ全員に経験してもらう努力をするようにしています．そうこうする中で，少しずつでも病棟職員全員のレベルを上げることが，患者さんのリ

図3　病棟でのお稽古会

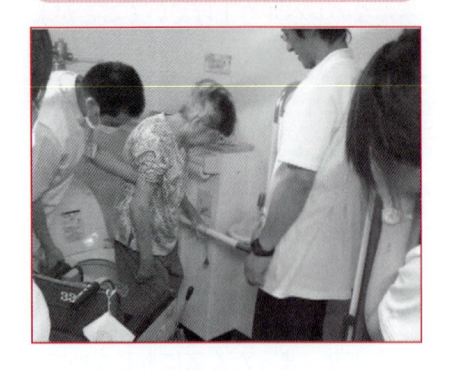

ハビリ効果の向上には不可欠です．今の自分のやり方で満足して，それでいいと思っていたら，それはあなたの不幸であるだけではなく，患者さんにとっても大きな不幸です．ぼくも患者さんから気軽に「トイレに行きたい」と依頼されるセラピストでありたいと思っているので，まだまだ毎日が鍛錬の場だと思っています．

☕コーヒーブレイク　生活をみるというけれど……

　あるときこんな話を聞いた．「この前実習に来た学生に，チューリップの球根を患者さんと植えさせたんだけど，見に行ったらビックリだよ！　球根の上下を逆に植えててさ……?!」．信じられない話ですが，コレ事実!!　そういえば，ぼくにもこんな経験があります．ずいぶん昔ですが，新人OTに訓練室の外のテラスで木工をした後の切りくずの掃除を頼んだところ……しばらくして見に行くと，唖然．なんと延長コードを使って，室内用の掃除機を持ち出し掃除してました．外ですよ，外．
　ティッシュペーパーや大きな菓子箱をゴミ箱にそのままの形で捨てている新人さんに，「ねぇ？　家でもそうやってそのまま潰さないで捨ててるの？」と聞くと，思いがけない指摘に目を丸くして「家では潰してま～す」とのこと．"だったら，どうして病院ではできないの？　たっ

た3秒あればティッシュの箱くらい潰せるはずなのに……."とオジサンは憂いを感じるのでした．小さなことを挙げればきりがなく，この程度の驚きは患者さんの意外な行動と同様に楽しむべきなのかなぁ？？

　ぼくも新人のころ，自助具を作った後のミシンや，工具の手入れを怠り厳しく叱られたことがあります．確かに，職人さんたちが自分たちの商売道具である木工道具や，包丁などを長年大事に手入れしながら使っているのに比べて，いい加減な部分が多いことを反省させられました．ぼくが新人のころは躾に厳しい人がいて，お茶を入れたり，掃除をしたりするのは実習生や新人の役割でした．スタッフ室で記録しているときに，電話がなると先輩より早く椅子から立ち上がらないと，注意されたりしたものです．今，皆さんの病院ではどうでしょうか？　封建的であれとは思わないのですが，こんなところから学んだことは，今のぼくにとって貴重な経験だったと思い感謝しています．

　調理や布団の上げ下げ，洗濯，園芸，ものを手で作ること……OTは生活をみて，指導して援助するのだけれど，自分自身が生活者としての能力がないと困っちゃう．そのうち，卵を割ったことがないとか，雑巾絞ったことがないとか……そんな新人さんに出会うこともあるのでしょうか？

シーン6
トイレ番外編

　ホテルの部屋でまだ眠い目をこすりながら，フロントに確認したいことがあって電話をかけると……「おはようございます．谷川さま」と明るく心地良くなる声で挨拶が返ってくる．電話を受けるときに，どの部屋の誰からの電話かすぐにわかる設備が整えられてはいるようですが，そのひと言で朝から"ちっちゃな幸福気分"になれます．ほんの少し贅沢していいホテルに泊まると，部屋が広くてきれいだとか，バスルームが清潔でゆったり使えるとか，施設自体から受ける恩恵もありますが，ちゃんと名前を呼んでもらえることって，大切にされている感じがして，そんな違いも嬉しく思えるものです．ホテルに限らず例えば皆さんも，1，2度しか行ったことがないお店で名前を覚えてくれていて「○○さんお元気でしたか？」とか言われて，びっくりしながらも嬉しくなった経験がありませんか？　ちょっとしたひと言で，気持ちが変わることがありますよね？

　さて，病院では……患者さんの動きを見聞きしていると，ちょっと困ったときに呼びたくなる「お願いしたい看護師さん」と，できれば来てほしくない「実は苦手な看護師さん」がいるみたいです．例えば入院後間もなく不安な時期にスタッフ（ナース）コールして，部屋に来たときのふとした言葉のかけ方で，そんなことが決まったりする．身体も気持ちも弱っているときは，何気ない優しい心遣いが癒してくれるし，逆にちょっぴり嫌な対応をされただけで凹んだりするものです．「お願いしたい看護師さん」をみていると，普段からの動きにちゃんと理由があって，挨拶するときに先のホテルの話のように名前を呼んでくれたり，その後にさり気なく一言付け加えてくれたりする．「おはようございます○○さん，今日は寒いですね……肩の痛みは大丈夫ですか？」みたいに……．それって，そのときの患者さんの状態をよく理解していないと言えないことです．廊下ですれ違う患者さんだけではなく，面会に来たご家族に

も気を配り，明るく声をかけている．気難しくて，普段は自分からあまり語らず，リハ中もいつも硬い表情のオジサマ患者さんも，その看護師がすれ違いざまに，ちょっと声をかけただけでニッコリ微笑んだり，「おぅ，おはよう!」なんて元気に自分から言葉をかけたりするのをみると，「う〜やられた!!」と思ったりもします．

　今回は「トイレ番外編」として，ある患者さんが失便されたときの，ぼくと看護師との対応を紹介して，病棟での患者さんへの対応やチーム間の役割について考えてみたいと思います．

事例紹介

■ 田代恵美さん（仮名）．60代，女性．

診断名　右被殻出血，左片麻痺．

現病歴　2004年1月発症．発症から第29病日目に当院回復期リハ病棟に入院．シーンは入院から3日目，第31病日目である．

現　症　Br-stageはⅡ-Ⅰ-Ⅲ．上下肢の感覚障害は表在覚・深部覚とも中等度鈍麻．起居動作は監視，立ち上がり〜移乗は軽介助で立位バランスは不良．左視空間の認知の低下と，注意障害（特に注意の持続が困難）があり，情緒も不安定であった．前院では転倒を繰り返したため，当院入院日までベッド上で抑制されており，当院でも回復期リハ病棟転入前日にベッドサイドで転倒するなど，動作が性急で行動の抑制が困難なことから，目が離せない状態であった．回復期リハ病棟転入時のOTによるインテーク中も，「来月親戚の結婚式があるし，早く退院しなきゃいけないの．帰らないと夫が一人で心配だし，今月中に退院できるかしら？」と，まだ自分の状態をよく理解できずに涙ぐまれながら話されたかと思うと，「私，何度も何度も，看護婦さんに叱られるのよね．反省はしているんだけど．前の病院でも毎日看護婦さんに一人で動いてはダメだって怒られて怖かったわ!!私，昔からせっかちでね……ハハハ」と，こちらが口を挟む間もなく笑って多弁気味に話をしながら，急に何かを思い出し片方だけ靴を履いて歩き出そうとされたりして，落ち着かない状態であった．

シーン6　トイレ番外編

　「ゴメン！　トイレ!!」と，田代さんが歩行練習中に，急変を訴える表情でぼくに告げるので，車いすに乗せて急いでトイレに誘導した．緊急事態なので，途中の手順は速やかに介助して，「ズボン下げますよ」と声をかけ，ズボンを下げたが"残念！　間に合わなかったか!!"と，すでに下着の上に失便状態で，しかも便は止まらない．立ったまま，便座の縁に便が落ちてくる一大事．「ごめんなさいね，間に合わなくて．そのまま立っていてくださいね」と声をかけながら，トイレットペーパーで，何とか便座に座れる状態にした．

　いつもは陽気な田代さんも凹んだ表情，お腹は苦しそうだった．多少の失便ならぼくにも何とか対応できるけど，さすがに"これは，一人では大変だぁ"と思い助けを呼ぼうとしたときに，ふと考えた．スタッフ（ナース）コールすれば，誰かが来てくれるけど，誰が駆けつけるかわからない．田代さんの状況をまだよく知らない新人のケアワーカーや看護師が来て，"わぁー"とか"あらら……"とか，もしもちょっとでも言ってしまったら，田代さんの傷が深くなりそうで，"そりゃヤバイから避けたいな"と思った．田代さんを一人でトイレに置いていくことに不安はあったけど"自力で探しに行くか"と決めて，田代さんに「ごめんなさいね．助けを呼んでくるから，このまま少しだけ待っていてください」とお願いして，僕はトイレを駆け出した．

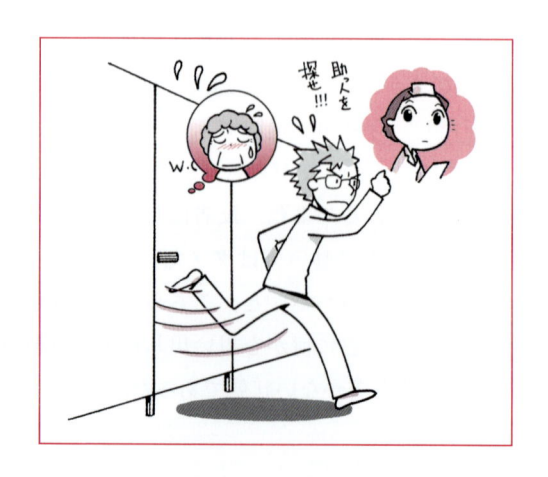

病棟の廊下に出たけれど，誰も看護師は見当たらない．そのまま病棟廊下を走りステーションに向かうと，"おっ，いたいた．この緊急事態にお助け願える白衣の天使？"夜勤明けで居残りしていたベテラン（？）看護師の佐藤さん（仮名．年齢不詳!?）に「お願い，トイレ手伝って!!」とすがるような顔で訴えると，「どうしたの〜？」と言いながら席を立ってトイレに向かってくれた．"そう！　その重たそうな大きめのお尻のわりに，こんなときフットワークが軽いのがいいところ!!"．一緒に足早にトイレへ向かいながら，「田代さんがトイレで失便しちゃって大変なんです」と状況説明．"どうしてわざわざあなたに頼みに来たのか，わかってよ"と付け加えようとしているうちにトイレに到着．"きっと状況をみたら，わかってくれるよね……"と心の中でつぶやいた．
　佐藤さんはトイレに入ると「田代さん，大丈夫ですか？」と第一声．状況を一目で理解してくれたのか，「後はやりますから，いいですよぉ〜」とぼくに声をかけてくれたので，そこは素直に引き下がり，後は佐藤さんに任せてぼくはOTコーナーに戻った．
　しばらくすると，佐藤さんに車いすを押され笑顔で田代さんが戻ってきた．「リハの途中だったんですよね？　お願いしま〜す」と佐藤さんはぼくに言って，ステーションに戻って行った．
　その後，いつもと同じように田代さんは笑顔で作業療法のプログラムを実施できて，"良かった!!　良かった!!"と思いながら，プログラム終了後すぐにステーションに行き，佐藤さんに「さっきはありがとう」と言うと，「いいけど……でもどうして頼みに来たの？」との答え．「わかっているでしょう……？　まっ，いいけど．ごめん，トイレの中での田代さんとの会話と状況を，簡単でいいから後で書いてくれる？　お願い!!」「まったく，人使い荒いんだから……」と佐藤さんはぼやきながらも，夜勤明けにもかかわらず，帰る前にA4用紙いっぱいに書き込んだメモを渡しに来てくれた．以下はその内容の抜粋です．

「ごめん，ごめん．間に合わなくて汚しちゃった」
「（便が）出たんだ，良かったですね．朝たくさんお水飲んだ成果ですね」
「ごめんね，こんな臭いことさせて」
「大丈夫ですよ，たくさん出て良かったですね．すっきりしましたか？」
「まだ……また出そうな感じ」

シーン6　トイレ番外編

（お腹をマッサージすると，便の残りが少し出る）
「すっきりしました？」
「もう大丈夫そう」
「ちょっと確認させてください」
　（肛門に指を入れて確認しようとしたら，肛門がしっかりしまっていたので，大丈夫だろうと判断する）
「パンツ汚しちゃった．トイレに行きたいと思ったら，すぐに出ちゃって……いやねぇ」
　（リハビリパンツの両サイドを，注意深く切って，できるだけ汚さないように片づける）
「あ～，こんなに汚しちゃったんだ．ごめんね，汚いことさせて．恥ずかしいわ」
「気にしないで．お薬が効くのも少し遅くなったみたいですね．ごめんね……お尻を洗いますね」
　（温かいお湯できれいに洗う）
「あぁ～気持ちいい．お風呂に入っているみたい……私わがままに，好き勝手言っているけど，本当はいろいろ悪いと思っているんだよ」
「わかってますよ．田代さんはとてもいい人だもの」
「今まで，ずっと人に恵まれてきたから，わがままなのよ」
　（清拭と着替えが終わり車いすへ）
「ありがとうね!!」
「リハビリの途中だったんでしょう？　戻りましょうか？」
「そうなの，あんな若い男の人にみられちゃって，どんな顔して行けばいい？　恥ずかしいわ……」
「若い人??　大丈夫ですよ！　ハハハ…全然若くないから!!」

　さて，こんなエピソードですが，皆さんの感想はいかがですか？　ぼくは，転入からまだ3日目で，失敗ばかり繰り返してきた田代さんの気持ちを，できるだけ落ち込ませたくないと考えて行動し，その結果来てくれた佐藤さんが，適切な処置と対応をしてくれたので，田代さんは続きのリハを笑顔でいつもどおり行えました．これが今回お伝えしたかったことです．決してぼくが働く病

棟職員のレベルが低いというわけではないのですが（断っておかないと，怖いから……笑），少しでも田代さんの気持ちをやわらげる必要があるかと思っての行動でした．

「チーム医療」は，リハビリテーション医療の中で重要であるとずっといわれてきましたが，あまり理想に現実は追いついていなかった．そのため回復期リハ病棟の制度ができて，同じ病棟で多職種が一緒に働くようになり，あらためて「チーム医療の重要性」が声高に唱えられているように思います．そしてどこの病院でも，形式としてのさまざまな工夫がなされ，リハスタッフが申し送りに参加したり，全職種がカンファレンスに参加したりと，システム的なことはどこの施設でもずいぶん当たり前に整ってきました．でも，そのうえでさらに，お互いの職種を理解し，個々の相手の能力や得手・不得手を知り，「あ・うん」の呼吸で対応できることが，大切だと常々感じています．今回の事例は，臨床のほんの小さな一コマです．佐藤さんでなくても，すべての職員ができて当たり前のことかと思います．でも，このときのぼくは，「田代さん，イヤな思いをしなくて良かったね……」と感じて，心に残った一場面なので，紹介させていただきました．「わざわざそんな苦労をしなくても，うちは誰が来ても，ちゃんとした対応を取れるから心配要らないよ」と胸を張れる施設で働いている方は，その幸せを自覚してください．後日，田代さんがぼくにこぼした言葉が今でも印象に残っています．「入院してしばらくは怖くてなかなかナースコールも押せなかったのよ．最近は皆な優しくしてくれるけどね……．一度ナースコールしたら"私は身体が一つしかないんです！　たくさん患者さんを抱えているんだから!!"と言われたことがあってね．そのときは，とても心臓がドキドキしたのよ」と．そう言ったスタッフは，ちょっと愚痴っただけかもしれないけれど，皮肉めいた一言でどれだけ患者さんを傷つけるかは皆さんわかりますよね？

ところで皆さんは，患者さんからどのような人にみられていますか？　信頼されていますか？　ときどき「○○さんは，リハへのモチベーションが低くて，訓練にのってくれないんですよ!!　今日も"行きたくない"って断られちゃいました……」とセラピストがこぼしているのを耳にすることがあります．でも

そのとき，その○○さんはすべてを拒否しているわけではなかったりする．ほかのことは受け入れているのに，自分だけ拒否されているのであれば，拒否される理由，必要とされていない理由を自分の胸に手を当てて一晩じっくり考える必要があると思うのです．またふとした言動で，本当はそんなに怒りっぽくない患者さんをよく怒らせては「ほんとうに○○さんには困っちゃう!!」などと愚痴をこぼすスタッフがいます．病的に問題行動が出る方も少なくはありませんが，多くの人は対応が上手なスタッフが相手をしているときはとても穏やかだったりしませんか？　ぼくはスタッフがふとした言動によって，患者さんが問題行動を起こす引き金を無意識に引いていることが意外と多いように感じています．

　逆に，患者さんにとても好まれているスタッフの行動をよく観察してください．例えば，熱を出してリハを休んでるときに，ちょっと病室の前を通ったら部屋を覗いて声をかけるとか，「ちょっと待っててくださいね．1分待っていてください．すぐ戻ります」と患者さんに言ってその場を離れたら，途中で何があろうと必ずその約束は守るとか，普段から自分の都合ではなくて，患者さんの立場で仕事しているはずですから．「はい！　訓練に行きますよ!!」と，自分の都合のいいときにだけ顔を出して連れて行こうなんて，考えが甘すぎます．それじゃあまるで，恋人に自分の都合で会いたいときにだけ電話かけているようなものだと思うのですが……そりゃそのうち振られるでしょう??　患者さんは，日ごろすべての職員の言動をとても良く観察しています．ただ口にしていないだけだと思います．そんな意識をしっかりと持っていることが大切ですよ．

　オムツ交換や尿・便処置でのコツは？　と佐藤さんに聞くと，「美しく・手早く・確実に，そして嫌な気持ちにさせないことがモットーかな？　そこはほかの人に負けないよ．でもね，例えばベッド上の処置場面で，楽な寝返りのさせ方や，側臥位保持の介助方法とかは，OTのほうがうまいから，その辺は教えてほしいの……」とのこと．ぼくが今回は助けを求める看護師を選んだように，看護職の方々も常日ごろ私たちの仕事をみています．困っているときに呼んでもらえるOTになってくださいね．信頼されるには"技と心"の両方が必要です．

おもてなしの心

　もてなし（持て成し）は，客に対する扱いやご馳走を意味します．英語ではhospitalityという言葉にあたるのでしょうか？　そういえば，hospital（病院）もhotel（ホテル）も同じ言葉を語源に生まれたとのこと．hospital（病院）でももてなしの心が大切です．ではヨーロッパの格式あるホテルの接客マナーや，アメリカのカジュアルでフレンドリーな接客マナーと，日本旅館にある伝統的なおもてなしの心は，まったく同じなのでしょうか？　ぼくには少し違いがあるように思います．接客マナーのマニュアル本は山ほどありますが，日本のおもてなしの心にはマニュアル化できない部分があるようです．例えば，お客様がしてほしいと思うことを先取りできる「気づき」や「察し」の文化があります．ちょっとした気遣いがあり，「こんなことまで気遣ってくれるんだ……」という，さりげないけれど客が思わず感動するような，形として伝えられない高度な接客技術のようなものです．

　病院の中でそれを実践するのはなかなか難しいと思います．だけど職員の心構えが違うと，その病棟全体に流れる雰囲気は大きく変わるものだと思います．それは病棟全体での感覚的な時間の流れ方や空気感のようなものです．スタッフが温かい笑顔であること．すれ違う患者さんやご家族に温かい言葉かけができていること．環境に気配りがあり，ぬくもりがあること．言葉にしなくても「ちゃんと，あなたをみてますよ．大丈夫ですよ」という雰囲気があること．そういう環境の中では，患者さんも笑顔で明るい気持ちになれる．そして「元気になるぞ」という前向きな気持ちになりやすいと思うのです．逆にスタッフがバタバタ走り回り，忙しそうな顔をしていると，患者さんはナースコールを押すのにさえためらって，悲しみが募ります．安心してできない動作を介助されるときに，うまく誘導されると「この人とやっていれば何だか良くなるような気がする……」って思ってもらえるから，あなた自身も大切な環境です．「おもてなしには患者さんの気持ちを察して，臨機応変に対応できるような教養（知識）と器量（技術）が必要ですよ」と言いながら，"もう少し1泊2日の料金が安ければ，自分が格式ある日本旅館に泊まりに行って，もてなされたいなぁ〜"と思う日々です．

シーン7
病棟廊下での歩行

「なにがしあわせかわからないです．ほんとうにどんなつらいことでもそれがただしいみちを進む中でのできごとなら　峠の上り下りもみんな幸福に近づく一あしずつですから」．宮沢賢治の「銀河鉄道の夜」で燈台守が言うセリフですが，ぼくが最近糧にしている言葉です．このように"道を歩く"ということは"人生を生きる"という意味に昔からよく使われてきたように思います．

「もともと地上に道はない．歩く人が多くなれば，それが道になるのだ」．中国近代化の時代を生きた魯迅の言葉．

「この道より　我を生かす道なし　この道を歩く」．これは武者小路実篤の言葉です．

ついでに調子に乗って……水戸黄門の主題歌も「人生楽ありゃ苦もあるさ……歩いてゆくんだしっかりと　自分の道をふみしめて」だし，水前寺清子の「365歩のマーチ」は「1日1歩　3日で3歩……」．3歩進んで2歩下がってたら大変だろう!!　と，突っ込みを入れたりしながらも口ずさんだりして……あれ？　古すぎて若い読者は知らないかなぁ～？？

こんなことを考えつつ医療の現場でぼくたちは……．患者さんの身体機能の状態から予後を予測して「歩行は困難」と判断し，「歩くことは難しいです……」と伝えるときに，頭の中では"移動は車いすを使えばできるから……"と医学的視点から考えている．でも突然の障害で歩けなくなることは，先の例から考えると，歩んできた人生そのものが終わってしまうような気持ちになってしまうのではないかと想像できるわけです．

さて，回復期リハ病棟で働くぼくは，病棟内で患者さんの生活に関わりながらリハビリテーションの効果をできるだけ高めようと考えています．そうする

と，「歩行」に対しての治療・援助に費やす時間がとても多くなりました．トイレや食堂など病棟の中で，歩行の機会を増やしながら筋力や麻痺の回復，生活環境への適応能力など多くの要素を改善するために，「歩行」は重要な項目です．だけど新人さんは，最初かなり戸惑う人が多い．どうもADLの中で歩行に関してだけは，まだPTに依存的な思考があるようです．正直，「苦手」といってもいいかもしれません．そこで今回のテーマは「歩行」．担当OTの松下（仮名．経験2年目）から相談を受けて，ぼくが一緒に歩行練習をした場面での対応を紹介します．

事例紹介

■ 宮本よし子さん（仮名）．80代，女性．
診断名 右被殻出血，左片麻痺．
現病歴 2004年11月発症．発症から第24病日目に当院回復期リハ病棟に入院．シーンは入院から48日目，第71病日目である．
現　症 Br-stageはⅢ-Ⅲ-Ⅳ．下肢の感覚障害は表在覚・深部覚とも中等度鈍麻．立位バランスは静的にも不安定で，左側へ転倒傾向．歩行は麻痺側足部の引きずりと軽度の内反がみられ，麻痺側の下肢は遊脚相では伸展パターンが優位となり内転し，立脚相では膝折れやロッキングの問題があった．装具作製の検討段階にあり，作業療法では装具は装着せずに立位・歩行の練習をしていた（後に継手付きプラスチック短下肢装具作製）．精神面では不安が強く神経質な面があり，一つ気になることがあると繰り返し確認しなければ落ち着かない状態であった．

　松下からは「私が介助すると，まだ歩行は不安定でふらつくことが多く，介助量も大きくて大変なんです」と相談された．松下の歩行介助場面を観察すると，宮本さんの左腕を抱え込み上に持ち上げるように介助し，姿勢が右に傾きがちだった．また"3動作揃え型"で歩かせようとして，「杖・左・右…」と声かけをするが，ときどき杖と左下肢が一緒に出てしまい，しかも左下肢が内転するため，何度かバランスを崩してしまった（図1-a）．左の立脚期には麻痺側の支持が十分につくれず，麻痺側に倒れそうになるのを，松下の身体で支えて

図1　担当OTによる歩行介助

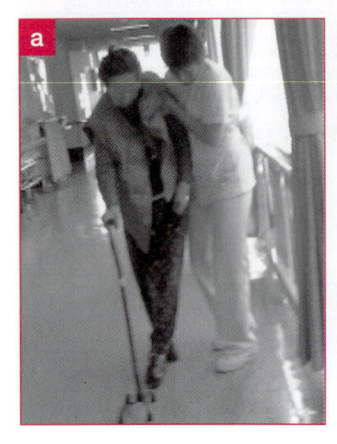

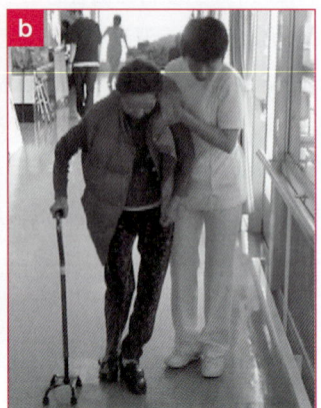

慌てて止めるような場面もみられた（**図1-b**）．宮本さんも松下も一生懸命だが，見ていてときどきハラハラし，「そんなに苦労しなくても歩けそうなのになぁ～」という印象を受けた．

シーン7　病棟廊下での歩行

　立ち上がってもらい歩行に入る前に，立位姿勢を安定させる（**図2-a**）❶．杖を右前方につくときに重心が大きく右に傾くと，一緒に左下肢が振り出されてしまうため，軽く左の足底に向けて圧をかけながら体幹を安定させ，杖の操作を行いやすくした❷．体幹は前傾・前屈傾向であるため，他動的に無理に引き上げないように注意しながら体幹を伸展させる誘導を加える❸．左下肢の振り出し時は，右側に重心移動を許しながらも，体幹が同時に右へ回旋すると，振り出す左下肢が内転しやすいので，遊脚相の途中から左側へ重心を移すなど，左下肢を正しく振り出しやすいように誘導する（**図2-b**）❹．左下肢の立脚相では骨盤が後方に残ったまま右下肢の振り出しに入り，膝関節がロッキングするので，麻痺側の骨盤を前方向に支え，左下肢の支持を促すための誘導をする（**図2-c**）．数m歩行する中で，歩行が落ち着いてきたので，徐々に介助量を減らし，必要最小限の誘導に変える（**図2-d**）❺．

図2　ぼくによる歩行介助

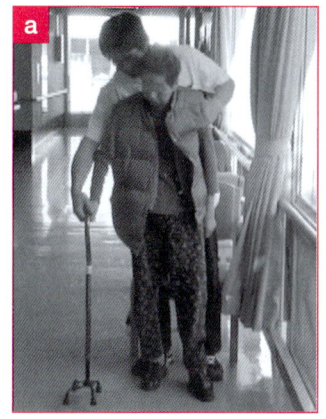

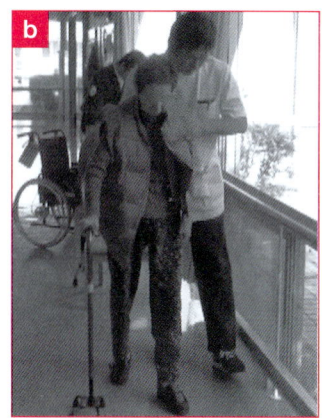

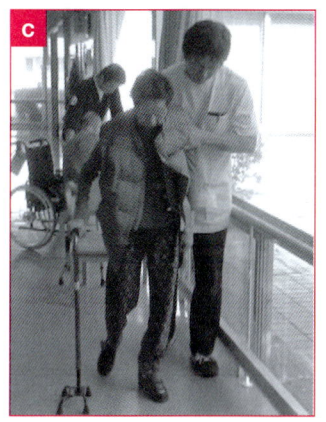

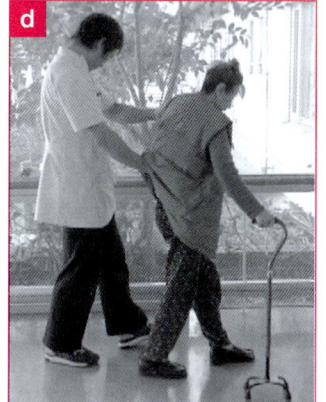

a　　　　b

c　　　　d

覗いてみた頭の中身

❶ 歩行に入る前に，立位姿勢を安定させる

　松下との歩行では，歩行開始前の立位保持の段階で，すでに立位バランスを崩し，松下に依存的な立位保持をしていました．歩行に限らずすべての動作に介入する場合の基本だと思うのですが，動作開始前の姿勢が安定していることが，その次の動作の安定性に大きく影響します．お尻が引けた姿勢から急斜面

を滑り出すスキーヤーのその後の状況は容易に想像できますよね？（絶対コケます）．まずは安定した姿勢からスタートすること．"スゥーッと"背中が伸びて，余計な力を入れず安楽に目標地点を確認して立っていられる状況をつくってあげることを援助しました．介助に慣れない人は，このようにお尻が引けた姿勢を修正しようとするときに，つい自分の手や腕の力だけで持ち上げようとしがちです．後方から自分の腹部とか身体全体を使って，最初は接触する面積を大きくとって正しく安定する姿勢をつくる介助ができるようになることが大切だと思います．宮本さんの杖をつく右手にはとても力が入っていたので，**図2-a**では体幹を支え，杖をつく手を持ち上げても立位保持が安定していることを伝えています．

❷ 軽く左の足底に向けて圧をかけながら体幹を安定させ，杖の操作を行いやすくした

　3動作で歩行の練習をしている宮本さんですが，松下に介助されて歩行するときは，ときどき2動作になってしまう状況でした．松下はそれを「杖・左・右……」と口頭で指示し，宮本さんも一緒に声を合わせて歩くのですが，ときどき身体は「杖」と「左」が一緒になってしまう．誘導がうまくいかないときは，自分が口頭で指示していることと，自分の誘導が一致していないことが往々にしてあると思います．必要以上に右側に重心移動させると，「杖」と声かけしているのに左下肢の振り出しを引き出してしまうので，杖を振り出してもらうときは左の足底に重心が残ることをイメージして肩に触れた手で軽く圧を加え，仮に左下肢を振り出そうとしても振り出せない状況をつくってあげます．口頭でいろいろと指示をし，その指示に従えないと患者さん側の問題にしてしまう人は……いませんよね？　歩行の介助場面でも，杖を出したくなる誘導，左右それぞれの脚を振り出したくなる誘導をすれば，特に口頭での指示はしなくても済むわけです．宮本さんのように指示に対して過度に反応して混乱しやすい方には特にですが，バーバルコマンドは"必要に応じて最小限を的確に"とぼくは考えています．ときどき歩行の練習をしながら，患者さんにいくつもの歩行の問題点を指摘しているセラピストがいます．若くて頭も良くて，正常歩行との違いを細かく聞くことで，自分で歩行を修正する努力を続けることができる方には良いとも思いますが，「あ～してください，こ～してくださ

い」と一度に言われて消化できる片麻痺患者さんなんて，めったにいないと思うのですが……．

❸ 他動的に無理に引き上げないように注意しながら体幹を伸展させる誘導を加える

　麻痺側に倒れるからといって，過剰に麻痺側を持ち上げる介助をすると，患者さんの主体的な動きを阻害します．介護初心者の方や患者さんの家族が，立ち上がりや移乗動作を介助するときに，必要以上に持ち上げようとしてお互いガチガチに固まり，うまくいかない場面を思い浮かべてください．それとは技術のレベルに差があるとしても，若いセラピストが同じようなことをしている場面をよく見かけます．患者さんの動きを事前に予測できて，姿勢が崩れ出す動きを早く察知できるようになると，瞬時瞬時に，最小の力でバランスを保つための適切な介助量を提供できるようになるはずです．だから自分自身も「どこをどのように介助したら楽になるのか？」「今の姿勢の崩れ，表情の硬さは何が原因なのか？」など顔はにこやかに，頭の中はフル回転で日々鍛錬することが必要だと感じています．

❹ 遊脚相の途中から左側へ重心を移すなど，左下肢を正しく振り出しやすいように誘導する

　松下の介助場面では，左下肢の遊脚相で骨盤から右に大きく回旋させすぎてしまい，左下肢が内側に入る傾向にありました．**図1-a**では，さらに体幹が右側に傾いているために，左股関節が内転する傾向が強まったように推測されます．ぼくは支持面を少し広めにとるために，左下肢を股関節外転方向に振り出せるように骨盤から誘導しました．詳細はここではうまく書ききれません．それに，基本的なところは，ちゃんとした研修会などで学んだほうがいい．ぼくはまだ，受講して学びたい側ですから……．ただ，ぼくにもいえるのは，こちらが考えていることを誘導する手で相手に伝えていく．それに対しての患者さんの反応を敏感に感じ取る．感じ取ったことから問題があればまた修正する．そのようにお互いの身体を通して十分にコミュニケーションすることが大切だということです．

❺ **歩行が落ち着いてきたので，徐々に介助量を減らし，必要最小限の誘導に変える**

　たとえ10mの歩行の中でも，問題点をその場で修正することに意識を集中して，1歩ごとに適切な介助の場所や力加減を探りながら介入しています．ちょっと大げさですが，g単位で力加減を変化させるような配慮をしているつもり（笑）．自分で歩けるということが目的ですから，不必要な介助はできるだけ外しながら，一回ずつの歩行の中で患者さんに「自分で歩けている，良くなった感じがする」という感覚を少しでもつかんでいただけたらと考えています．

　全体を通していえることは，安定する部分が安定していないと，動く部分は正しく楽に動かせないという当たり前のことです．だから介助するときは，振り出す脚や杖など一部分だけ見ないで，常に全体の姿勢（患者さんの気持ちも）を意識することです．子どもに自転車乗りを教えるときに，車体を傾けたまま覚えさせる人はいないでしょう？　でもリハビリの場面では，斜めに傾いたり，苦しそうな表情で強引に歩かされている患者さんの姿をよく見かけます．「はい！　もっと背中を伸ばして‼」と指示されても，背中が伸びるような誘導をされないと伸ばせないんです．言われてすぐにできるくらいなら，苦労はしないのですよ．オートバイやスキー，スノーボードの教習を受けたことがある方ならわかるはずです．どのように教えてほしいのかが．……ただ，確かに片麻痺の方の歩行の質を高めようとすると，誘導の方法は難しく奥が深い．ぼくも今回のように，後輩の指導をしようとしても，自分はできたとしてもそれを伝えることの難しさを感じます．「何が難しい？」と後輩に聞くと「見るとやるのとは大違いですよね．同じように誘導したつもりでも，どのタイミングで，どのくらいの力で，どの方向へ……というのが難しい」とのこと．手取り足取り一緒に繰り返し練習しながら経験を積み重ねるしかないようです．

　OTが退院後のADL獲得に向けて援助するには，畳上や浴室・階段など，さまざまな生活環境での歩行能力を高める援助を，PTと協働して行うことが重要です．そのためには最低限，運動学的な歩行分析や歩行のリハビリテーション，下肢装具の基礎知識について学ぶ必要があると考えているので，新人OTとできるだけ一緒に患者さんを通して勉強するように心がけています．もし

「下肢装具はよく見てない」という方は，まず担当している患者さんの装具を手にとり，前から横からよく見てください．そして，見方がよくわからなければ身近で詳しい人をつかまえて教えてもらってください．確かに歩行の援助技術はOTにとって難しいことだと思います．でも，平面の廊下できちんとした介助ができないと，応用歩行なんて指導できませんからネ．歩行に対しての支援は難しいけど，介入の仕方によって患者さんの発揮するスキルがほんとうに大きく異なります．「全然歩けないんですけど……」という患者さんも，うまく誘導すれば結構上手に歩けたりするんですよ．だから介入の上手，下手の結果が一目瞭然とわかるから，若いセラピストには厳しい結果を突き付けられることも多いと思います．だけど患者さんにとっては日々の積み重ね方で，大きな差が出てくる動作ですから，皆さんも「歩行は苦手で……」とは言っていられないですよ!! 頑張って一緒に学びましょう．実はぼくもわからないことだらけなんです．

 最後にもう一節．「この道を行けばどうなるものか　危ぶむなかれ　危ぶめば道はなし　踏み出せば　その一足が道となり　その一足が道となる　迷わず行けよ　行けば分かるさ」．確か（？）プロレスラーのアントニオ猪木が引退セレモニーでつかった言葉です．一休和尚の「道」という言葉からの引用の説があるようですが……．患者さんを上手に歩かせましょう．その努力の一足一足が自分のスキルアップと患者さんの幸せに必ずつながります．

シーン8 自宅での歩行

　これまでOTとして，さまざまな方のお宅を訪問させていただきました．まぁ訪問リハビリテーションを主体に活動している方に比べたら，件数は少なく初心者みたいなものですが……．それでも少ないなりにいろいろな経験をしました．ワンフロアにバス・トイレが3つもあるような東京都心の超高級マンションから，山道を登れど登れどたどり着かず，「ホントにこの先に家があるの??」という山に囲まれた古い農家まで，同じ日本という国でも人が住む地域や環境は千差万別．家のつくりや，その中での暮らしはもっとさまざまで，中には長屋を改築した借家でトイレがない家に住んでいる方もいらっしゃいました．

　さて，皆さんは患者さんのお宅に，どのくらいお邪魔したことがありますか？　この回では，入院中の患者さん宅を訪問したときの，頭の中身を紹介します．

事例紹介

■ 高田敏夫さん（仮名）．60代，男性．
診断名　右視床出血，左片麻痺．
現病歴　2005年1月発症．発症から第40病日目に当院回復期リハ病棟入院．シーンは入院から66日目，第105病日目である．
現　症　Br-stageはⅡ-Ⅱ-Ⅲ．下肢の感覚障害は表在覚が重度鈍麻，深部覚が中等度鈍麻．病棟内は車いすを使用しており，排泄は自立．歩行は4点杖と足継手付プラスチック短下肢装具を使用し見守りで可能だが，上下肢の筋緊張は重度に亢進．裸足歩行時には内反が著明で，足クローヌスが頻回にみられていた．4月後半，当院スタッフ(OT，PT，Ns)と外部の介

護支援専門員，建築施行業者の5名で自宅の訪問調査を施行．屋内外の移動を中心に評価しながら，住宅改修と家族への介護指導を行った．ゴールデンウィーク（5月3日〜5日）に，発症後はじめての外泊．今回紹介するのは，外泊から病院に戻る5月5日に，病棟看護師と帰院する直前の時間帯に高田さんのお宅を訪問させていただいたときの様子です．

シーン8　自宅での歩行

　室内の歩行：奥様と二人暮らしの高田さんだが，このときは2人の息子さんも帰省されており，4人に迎えられお邪魔した．「外泊はいかがでしたか？」と高田さんに聞くと，「家はやっぱりいいですね……．でも家では思っていたほどに，一人ではうまく歩けませんでした」とのこと．奥様も，「病院みたいには歩けないものですね……」と言われた．外泊前には，作業療法の時間に繰り返し，畳上の歩行など自宅を想定した歩行の練習をしていた（図1）❶ものの，「敷居を越えるときや，絨毯の上を歩くと杖や装具が食い込む感じがするのが怖かった」と高田さんが話してくれる．そこで住居内の歩行を再度評価することにした．実際に歩いていただくと，敷居での段差の乗り越えでは，歩幅を調整するために立ち止まり，歩行にまだ余裕がもてないことがわかった（図2-a）❷．居室では畳の上に絨毯が敷かれており，練習していた畳よりも沈み込みが大きく多少歩きにくい状況ではあったが，さほど困難ではなく，介助する奥様が，まだ一緒に歩くことに慣れていないことも，原因の一つであると考えた❸．

　病前よく座っていたという，ベランダの"ご主人専用の椅子"に腰掛けてもらい（図2-b）❹，一緒に庭を眺めながらひと休み．手入れの行き届いた庭の木々や花について話をしてくださる．そのリクライニングの椅子は立ち上がりには少し不便そうであったが，「この椅子に座らせて庭がみられるでしょうか？」との奥様の問いに，「大丈夫ですよ！　お庭みたいですよね．とても素敵なお庭だし……」と答える．きれいな花や木がたくさん植えられた庭から，病院ではみえなかった高田さんの生活が少し鮮明になってくる❺．

　浴室内の歩行：洗面所で裸足になってもらい，浴室内の動きを確認する．介助者が一緒に入るにはギリギリのスペースだが，外泊中は奥様の介助で入浴できたとのこと．高田さんと奥様と一緒に，脱衣所・浴室での歩き方の確認をしなが

ら，狭いこともかえって好都合だとお話しし，動作と介助方法を再度確認する❻．

屋外の階段：住宅の改修案では，外階段に手すりを設置する予定になっていたが，外泊時はまだ未改修であった．外階段は15cmほどの段差で11段．外泊前に「外の階段が心配で……」と相談があり，息子さんと病院の階段で練習をしていた．その成果もあり，「玄関の出入りと階段は，息子に手伝ってもらって昇り降りできたし，何回か練習もしました」とのこと（図2-c）．ただ，息子さんとの階段昇降はうまくできても，奥様とは「まだ怖くて難しかった」と話された❼．

図1　病棟廊下に畳を敷いて歩行の練習

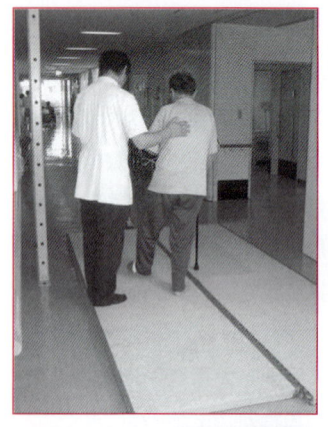

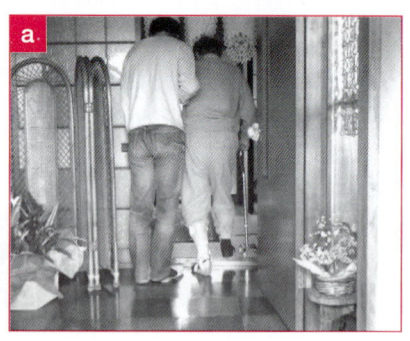

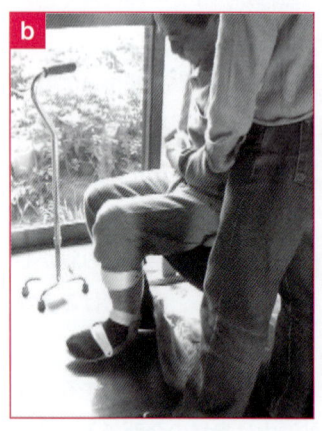

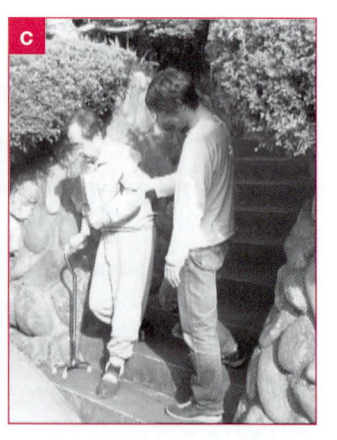

図2　自宅での歩行の様子

覗いてみた頭の中身

❶ 自宅を想定した歩行の練習をしていた

　病棟内の歩行と同じように自宅でも歩けるとは限りませんよね？　リハビリシューズを履いての病棟歩行と，室内での裸足歩行は靴のヒールの厚みのあるなしだけで，麻痺側の下肢が振り出しにくくなるなど，歩行が異なることを皆さんも経験していると思います．だから高田さんも作業療法の時間には，麻痺側は装具着用で，非麻痺側は裸足になってもらい歩行の練習をしていました（PTでは屋外歩行や階段の練習．病棟では看護師を中心に病棟内の歩行を見守りで行っていた）．ときには図1に示すように病棟内に畳を敷いて畳上の歩行や敷居の乗り越え動作を練習していましたが，この時点ではまだ不十分であることを，訪問して確認することができました．

❷ 段差の乗り越えでは，歩幅を調整するために立ち止まり，歩行にまだ余裕がもてないことがわかった

　小さな段差でも，段差の手前でうまく歩幅を合わせることが難しくなることがあります．廊下の床面から一段高い居室の畳に杖をついて，段差を上がろうとして少し距離があることに気づき，杖を一度廊下の床面に戻して，2〜3 cm足を前に出しなおして，もう一度杖を畳につきなおす……．そんな動作を高田さんは必要としていました．高田さんは一度立ち止まり，動作を修正しようとすることで筋緊張が亢進し，その状態のまま段差を越えようとしてバランスを崩し，姿勢コントロールを失いやすくなるという状態でした．このような状況は，片麻痺の患者さんではよくみられることです．小さな段差を一つ越えるにしても，健康なときは何気なく自然と行えていたことが，難しくなる．この世に生まれて，ヨチヨチ歩きのころから，少しずつ積み重ねてきたさまざまなスキルが突然，崩されてしまう．目の前に現れた"水溜り"を靴濡らしてベチャベチャと歩いていたのが，いつの間にか，またげる"水溜り"か，"ぴょん"と飛び越えるべきか，避けて横を通るべきか……意識しないで瞬時に判断してできていたことが，できなくなる辛さを実感としてはなかなか体験できませんが，そんなことを考えて，ステッピングの練習など丁寧なアプローチを行

うことが大切だと思います．例えば……ドラえもんに"どこでもドア"でいきなりヒマラヤやアラスカの氷河にある1mくらいのクレパス前に立たされたら，立ってるだけで精いっぱいで，「飛び越えれば？」って言われても，身体が動かなくなるだろうなぁ〜などと，ぼくは想像してみたりもするのですが……．

▶❸ 介助する奥様が，まだ一緒に歩くことに慣れていないことも，原因の一つであると考えた

　日ごろ臨床で真面目に取り組んでいるセラピストならば，一年一年，患者さんを上手に歩かせるスキルが身についているはずです．たとえあなたが"ヘタクソ"セラピストであっても，少なくとも片麻痺の方と一緒に歩く経験だけは，患者さんのご家族には数段勝っているはずです．だから自分と一緒に歩けるからといって，それでOKとせずに，家族と歩いてもらう場面での評価も大切にしましょう．そして，もしうまく介助することが難しければ，わかりやすく介助のポイントを明確にして，その場でできるようにするコツを伝授することがプロとしては大切だと思います．専門用語を並べ立てて，偉そうに解説したりせずに（いるんだよな〜そんなセラピストが……うなずいて感心しているように聞いてくれたとしても，全然伝わらないし，役に立ちませんからネ），手取り足取り丁寧にわかりやすく指導してくださいね．そしてその際は，"歩行"だけではなく，例えばどちらかが，とてもイライラしてしまったり，うまくいかないことで落ち込んでしまうことがないようにするなど，患者さんとご家族両方の"気持ち"をうまくつなげられるように配慮することが大切なのは，皆さんならわかりますよね？

▶❹ ベランダの"ご主人専用の椅子"に腰掛けてもらい

　長年住み慣れた家では，自然と自分の居場所が決まってくるように思います．可能であれば，そんなことを大切にして暮らしを続けてほしいと思います．高田さんの場合，このベランダの椅子がお気に入りの場所でした．座面は少し低く，リクライニングできるその椅子は，立ち座りには少し不便そうでしたが，一人で立ち座りできそうだったので退院後も利用することをお勧めしました．
　最近は患者さんのお家を訪問する機会を，退院前指導のためだけではなく，

入院早期にもつくっている施設が増えてきているようです．当院ではなかなか実施できていないのですが，入院早期に退院後の生活を具体的にイメージしてリハビリテーションを実施することは大変有意義であるので，今後の課題であると思っています．

❺ 病院ではみえなかった高田さんの生活が少し鮮明になってくる

　患者さんのお宅を訪問すると，家の中でそのご家族の思い入れが深いものに出会えますよね？　壁に掛けられた額や賞状，家具や置物に，庭の小さな盆栽等々．改造の指導に行ったからって，手すりを取り付ける場所の廊下の壁や柱だけみて帰ってくる人はいないと思うのですが，そんな生活の風景からいろいろ感じ取ってください．そしてその場で安心して生活を語ってもらえるためには，それまでの信頼関係が大切です．たぶん，ぼくたちが思っているほど患者さんは本音を語っていないし，たくさん遠慮していますから，まずは親身になって関わることかなと思います．そして「○○大会で賞をとられたんですね」とか，「あの盆栽素敵ですね」とか，話をちょっと振ったりすると，これまで知ることができていなかった患者さんやご家族の素敵な部分に触れることができたりするものです．

　ぼくの勤務する病棟の看護師に，一緒に患者さん宅を訪問すると，やたらとそういう小さなものに反応しては，「キャーかわいい!!」とか「すごいですね」と，実に巧みに患者さんやご家族が気持ちよくなる部分をくすぐることができる人がいて，その才能には脱帽させられています．そこから話題が一気に明るくなるんですよ．高田さんの家に一緒に行ったときも，庭の花や木の話題で盛り上がり，帰るときには切花と根っこ付きの花をしっかり手に握らされて帰ってきました（笑）．このときは病院に戻って切花は花瓶に飾り，花を花壇に植え変えたのですが，そうすると次の日から病棟での歩行練習中などに，毎日一緒に眺めながら楽しくお話ができる．どうもその看護師そこまで計算されているようで（?!），ただただ感心するのでした．

❻ 狭いこともかえって好都合だとお話しし，動作と介助方法を再度確認する

　「若いリハスタッフが訪問に行くと，やたらと手すりを付けたがる……」と，

以前，当院のソーシャルワーカーから指摘されたことがあります．確かに訪問後の改修案をみせてもらうと，必要以上の提案になっている場合があります．訪問せずに，図面や写真だけで改修案をつくると余計そうなりがちです．病棟ではうまく歩けなくても，家に帰ると壁をつたい，家具につかまり歩行できるという意外な才能（スキル）を発揮する患者さんもいます．だから訪問して実際の動作をみることの必要性を皆さんも感じていると思いますが，"指導"が"余計なお世話"にならないように，よくみて，よく話を聞いて，吟味しないといけません．介護保険制度制定後は，患者さんのお家で介護支援専門員や建築施工業者さんなどと合流し，他職種の方々と一緒に改修案を検討する機会が増えていると思います．職種が異なると，視点も異なることがあると思いますが，「三人寄れば文殊の知恵」．知恵振り絞り協働したいものです．我を無理に通したり，控えめになりすぎず，専門職としての適切な助言や提案ができるようになりましょう．

　病院・施設という自分のホームグランドを離れ，他職種の方々と協働するには，制度を知り，対等に話ができる社会性と専門職としての知識がより必要になります．社会的に認められる行動を取ることが求められますよ．皆さん名刺の受け渡しのマナー程度は知っていますか……？

❼ 息子さんとの階段昇降はうまくできても，奥様とは「まだ怖くて難しかった」と話された

　階段昇降は難しい動作の一つです．ぼくたちが難しいと思っているのですから，患者さんやご家族にとってはなおさらです．病院の練習場面ではご自宅の階段よりもっと急勾配で大変な階段を，触れている程度の介助で昇り降りできる高田さんも，最初に息子さんとやってもらったら，お互いに固まってしまい動けなくなりました．介助者がしっかり守ろうとする意識が強く働くから，非麻痺側の腕を強く抱え込んでしまい，動ける患者さんが動けなくなってしまう．そして介助はより大変になる．そんなことを経験します．ここでも❸と同じように，その場でできるように伝授することがOTの大切な技術であると思います．

　高田さんの場合も，外泊前の奥様への指導が不十分であったと反省し，この外泊の後は奥様が病院に来られるたびに，一緒に歩いていただく機会をつくり

図3 奥様との歩行練習

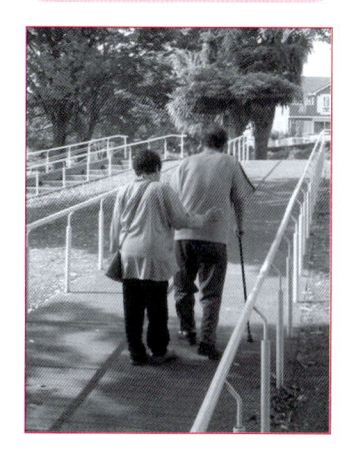

ました．図3はそのときの光景です．最初はお互いに慣れてもらえるまで病棟内でぼくと一緒に練習するところから始め，退院前には日曜日に屋外を2人で散歩されたり，階段やスロープも一緒に歩行できるようになりました．

　今回はお家を訪問した中で考えたことの一部を紹介しましたが，ほかにもドアの開閉やトイレでの動作，玄関の上がりかまちなど，患者さんが自宅で生活するにはさまざまな課題があります．また家の中だけではなく，家周辺での移動が楽に行えるようにするためにも，訪問しての指導は欠かせないと考えています．患者さんのお家を訪問する時間をなかなか取りにくい施設もあるでしょうが，実際に行くと院内では解決できなかった問題がその場で解決することも多いので，一つ一つ実践と実績を積み重ねていきましょう．
　応用歩行の範囲は広く，今回は話題にできませんでしたが，自家用車・電車やバスの乗り降りやエスカレータ．車の往来が多い路上での歩行や横断歩道の横断など，それぞれの方の生活や，住んでいる地域によって考えなければならないことはたくさんあると思います．"やることが多すぎて……"って？　……だから一生やってもOTの仕事は絶対飽きたりしませんから，やればやるほど課題が増えて……悲鳴あげながらも楽しむことにしています．

アフォーダンス（affordance）

　ある日，駅の券売機の前で，ご老人がまごついてました．切符を購入したいけど，どうしたらよいかわからない様子．「お手伝いしましょうか？」と声をかけて代わりに切符を購入しました．先日は飲み物の自動販売機の前でジュースを買おうとしていたご婦人が，千円札を挿入する場所を見つけられずにいて，「ここですよぉ」とお伝えしたり……．世の中どうも早く進みすぎて，生活すること自体についていくのが，ぼく自身も大変に思うことがあります．東京に出張に行った際に，ちょっぴり贅沢して新しいホテルに宿泊したときもこんな経験をしました．まずエレベータでフロントのある階に降り立つと，照明はグッと抑え目で薄暗くフロントの方向がわからない．トイレを探すと男性・女性のマークが芸術的なオブジェで，どちらが男性用か戸惑い "こっちでいいんだよなぁ〜？？" と恐る恐る扉を開けてみたり……まるで「田舎者は立ち入り禁止」とでもいわれているような感じがしました．エレベータの呼び出しボタンは壁面ではなく，地上から生えてきたような金属の柱の上にチョコンとついていて，そのときは "オウ，次はこうきたか．ハハハ見破ったぞ" と勝ち誇った気分で部屋に入ったのですが，浴室のシャワー設備が今まで見たことがないような輸入もので，何気に触れたらいきなり頭上から冷たい水が降ってきたりで……まぁ楽しんではいるのですが．

　そんな経験をするたびに「アフォーダンス」という言葉を思い出します．リハビリテーションに関する書物の中でも最近よく目にしますが，都市建築やロボットの人工知能，現代美術など幅広い分野で使われている知覚心理学の用語です．James J. Gibson が英語の動詞アフォード（afford）から造語した名詞で「環境が動物に提供するもの」を意味するとされています．私たちの日常の行動（行為）を見つめなおすときに，アフォーダンスの理論はさまざまな示唆を与えてくれます．そして環境を治療構造に取り入れるリハビリテーションにとっては，大切な概念であると思います．新人さんにあるときそんな話をしたら，中には「アホなダンスですか？」と聞き違える人がいたくらいですから，まだよく知らない人も多いかな？　ぼくたちにとって，たくさんのヒントを与えてくれる学問だと思っています．

シーン9
ベッド端座位での上衣更衣

　スポーツ選手が試合前にユニフォームに袖を通す．大切なプレゼンテーションに臨む前にネクタイを締めなおす．大切な人に会いに行くときは，朝からあれこれ鏡の前で悩んでみたりする．ぼくたちは"着替える"ことで，気持ちを入れ替えて社会生活をしています．まぁ出かける場所に応じて着替えるのは，自分の気持ちをその場所に向けることだけではなく，その"場"で求められることに応える必要があるからですけど……．ぼくなんか根はズボラで，外に出かける用事さえなければ服も頭もボサボサで一日過ごしているので，急に来訪者があるとビックリ大慌てになります．そこで急いで着替えると，Ｔシャツの前と後ろを逆に着て，またそれに気づけなかったりして……．そんな経験しているのは，慌て者のぼくだけでしょうか？　でも，デザイン的にも服の前後がわかりにくいものってありますよね？　ときどき，歩行の練習をしようと患者さんに立っていただくと，ズボンが"後ろ前"になっていることがあって，そんなときは被害者である患者さんと歩きながら，看護職員の中から犯人探しをすることもあります……．

　さて今回は上着の着脱場面の紹介です．まだまだ更衣の手順がかなり混乱している方でした．

事例紹介

■ 中村正男さん（仮名）．60代，男性．
診断名　脳梗塞（内頸動脈閉塞），右片麻痺．
現病歴　2005年2月発症．発症から第55病日目に当院回復期リハ病棟に入院．シーンは入院から15日目，第69病日目である．
現　症　入院時の評価では，Br-stage Ⅱ-Ⅱ-Ⅱ．上下肢の感覚は表在覚・

深部覚とも重度鈍麻．静的な座位保持は可能であったが，動的な座位バランスは不十分で，移乗は中等度介助，更衣は全介助であった．全失語に近い重度の失語があり，FIMで理解は2点，表出1点．図形の模写などの構成課題は，鉛筆を握って線を描く行為が難しく，検査自体が困難であった．その他にも，電動ひげそりや歯ブラシの使用にも介助を要し，失行の症状が観察されていた．易疲労でリハビリと食事の時間以外はほとんどベッド臥床しており，作業療法では車いすに乗車して日中の活動性を上げることや，移乗やトイレ動作の介助量軽減を主な目的としてリハビリを開始していた．

シーン9　ベッド端座位での上衣更衣

　回復期リハ病棟入院から約2週間後，ベッド端座位で更衣動作の練習開始❶．服を脱ぐようにジェスチャーで伝えると，何とか理解してもらえて，服を頭から脱ごうとするが，体幹や頸部は伸展位のまま，直線的に強引に服を引っ張るため，簡単には脱げない（図1-a）❷．頭をやっと服から脱出させても，非麻痺側である左手の袖口から左手を抜くことができず介助が必要であった．麻痺側に関しては，ぼくが麻痺手を指で示しても，自分で脱ごうとする動きがみられず，袖口まで左手を誘導する必要があった（図1-b）．図1-cは別の日の写真だが，麻痺側の手を抜くことは理解できても，麻痺手の状態に合わせた服の操作ができず強引にはぎ取ろうとして，服を脱ぐ動作もうまく行えなかった．

　着衣ではさらに衣服の操作が困難になり，服の前後や袖口の確認を必要とした．麻痺手を通す場所は袖口をまとめ，通す場所を広げて示さないと理解が得られない状況で（図1-d），左手で麻痺手を持ってもらい，そこに広げた袖口を通す介助が必要だった（図1-e）❸．頭部を通す際は麻痺側肩の部分を通過させることが難しく，その部分を介助しても，服を強引に引き下げようとしたために後方へバランスを崩し介助を要した（図1-f）．

　練習場面では，体幹の前傾や頭部の動きを誘導し（図1-g）❹，麻痺手を抜くときや，麻痺手を袖に通すときは，麻痺手を伸展位で操作できるように指導した（図1-h）❺．麻痺側の肩に服をかける動作も身体全体の協調的な動きを意識して誘導し（図1-i），頭を通す動作では，麻痺側の肩を意識した動きができるように学習を進めた（図1-j）❻．

図1 更衣動作練習開始時の様子

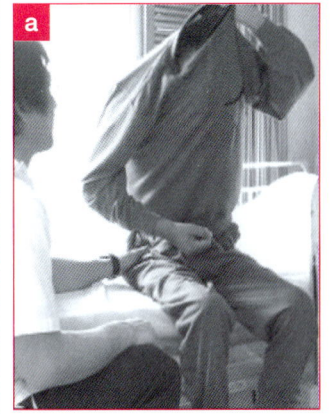

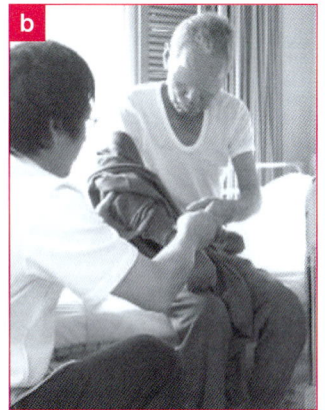

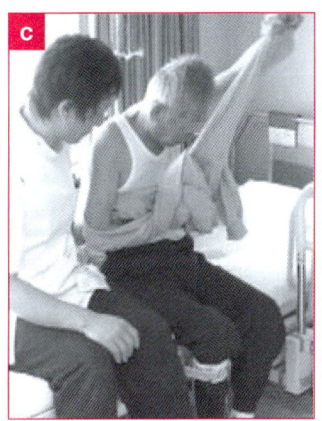

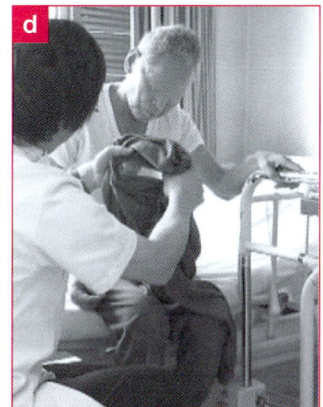

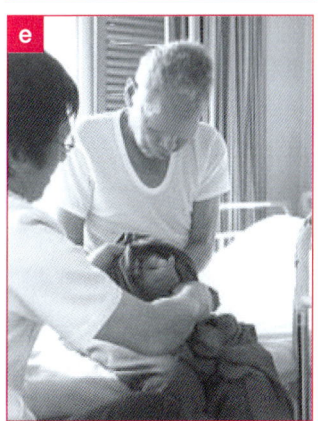

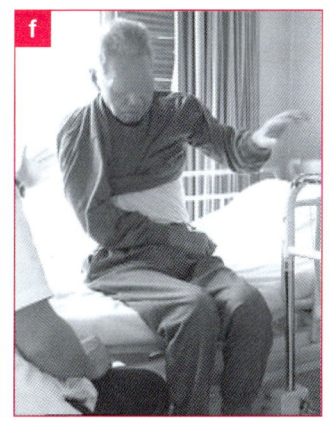

シーン9 ベッド端座位での上衣更衣

| g | h |
| i | j |

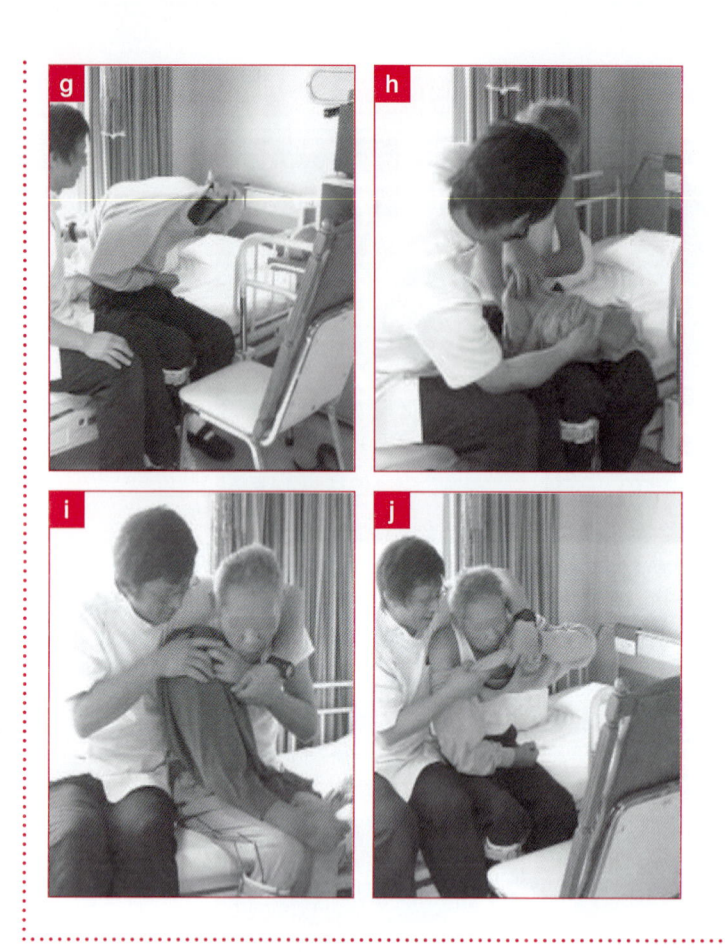

覗いてみた頭の中身

❶ ベッド端座位で更衣動作の練習開始

　中村さんは，麻痺側上肢の認知が困難な状態でした．今回紹介したような更衣動作全体を通しての練習を開始する数日前から，作業療法の時間には麻痺側の手を袖から抜いたり，逆に麻痺手を服の袖口に通したりする部分だけを，机上に手をのせて練習したりしました．ただ失語も重度で何のためにやっている動作なのかを理解していただくことが困難でしたので，"服を脱ぐ，服を着る"

という一連の動作を通じての練習をすることにしました．車いすや椅子座位で練習する方法も選択できたと思うのですが，更衣動作の中で座位バランスも改善させ，背もたれのないベッド端座位での姿勢でも着替えができることを目標にしたので，最初から病室のベッドで練習を行いました．病室で行うことで，"着る前の服をどこに置いておけばいいか""脱いだ服はどこにたたんで置くか"などの課題も最初から考えながら関わることができるのは利点だと思います．

❷ 体幹や頸部は伸展位のまま，直線的に強引に服を引っ張るため，簡単には脱げない

　片麻痺の方は，強引な服の操作をする方が多い．服の操作は直線的で，しかも動きは途切れがちになり効率が悪くなります．たんに麻痺があるとか，手順の理解が悪いというだけでは説明がつかない状況を皆さんもたくさん経験していると思います．図1-aでは左上方向に服を引き上げているのに，頭部や体幹は逆に抵抗を強める方向に伸展し，麻痺側である右上肢は外転方向に引き上げられ，衣服が身体の表面をスムースに通過できないことがわかります．あらためて自分で服を意識してゆっくり脱いでみてください．服の生地の張りや伸縮性をうまく利用して，効率良く更衣動作を実行できるスキルを長年かけて養ってきたことが確認できると思います．服の抵抗を皮膚で感じて，抵抗に応じて服を引っ張る方向や力加減をコントロールし，それに合わせて肩甲帯を丸めたり……さまざまな動きを無意識にうまく行っているでしょう？　患者さんのぎこちなく，不器用な動きの原因をまずは全体的に観察することが大切です．

❸ 麻痺手を通す場所は袖口をまとめ，通す場所を広げて示さないと理解が得られない状況で，左手で麻痺手を持ってもらい，そこに広げた袖口を通す介助が必要だった

　中村さんは重度の失語で言語的な指示が入らず，服の形態を認知することも困難だったので，動作の手順は丁寧に誘導しました．袖口を広げて示すタイミング，その広げた袖口を差し出す場所……そんなことにも細心の注意を払います．そのことを意識するだけでも，結果の積み重ねに差が出ることをぼくは研修会で学びました．皆さんも，同じような経験はあるでしょう？　例えば，ブティックでジャケットやコートを試着する際に店員さんに服を着せてもらうと

きとか，レストランを出るときにエスコートされた男性にさりげなく服を羽織らせてもらうときとか……．そんな場面でうまく器用に着せてくれる人もいれば，こちらのタイミングに合わずに手間取るときもあるかと思います．プロはさすがにうまい．それなりに高級なお店では，扱っている服もいい服なのですが，羽織った瞬間に買いたくなるように上手な着せ方をしてくれるような気がするのです．麻痺などのないあなたが服を羽織るというだけでも手伝い方で差が出るのですから，患者さんの場合はなおさらだと思うのですが……．

　そう考えながら介助するわけですが，自発的に動こうとする部分はちゃんと見極め，こちらが想定した一方的な手順に従わせることがないように配慮します．こういう部分のやり取りが上手な人は，患者さんのモチベーションをうまく引き出せる人だと思います．ダメ出ししすぎたり，子ども扱いしたりはくれぐれもしないでくださいね．

❹ 体幹の前傾や頭部の動きを誘導し

　脱衣で服の通過が困難になりやすい部分の一つが，頭を抜くところです．図1-gでは頭を抜き取る左手の動きに合わせて，体幹を前傾させるような誘導を加えました．左手の使い方がうまくいかない場合は，体幹への誘導に合わせながら左手を動かす方向を誘導していくことも必要だと思います．もちろんまだ十分ではない端座位で，座位の能力も高めたいと考えて関わるわけですから，座位バランスの基本的な練習をするときと同様に，骨盤の動きや，大腿後面とベッドの接触の状態や，足底の接地の状態などをみながら，座位姿勢を必要に応じて修正しつつ，左手の服の操作と体幹・頭部の動きが協調することを意識して介助しました．

❺ 麻痺手を伸展位で操作できるように指導した

　麻痺手に袖を通すのも困難な動作．中村さんの左手の動きは性急で拙劣だし，服を上げる動作とともに麻痺手は屈曲し，繰り返し服を腕に通そうと引き上げては，服が落ちてきて効率が悪い．どうしたら楽に行えるかということを実感してもらうために，どのように誘導していけば良いかを考えるのは，他の動作でも共通することです．ここでは麻痺手が伸展位に保持され，ゆったりと大きな動作で服を引き上げるとうまく袖が通ることを誘導しながら伝えました．

❻ 麻痺側の肩を意識した動きができるように学習を進めた

　着衣の場面では，麻痺側の肩の通過の部分がよく問題になります．襟口のまとめ方をまず丁寧に確認しながら行い，まとめた襟口を引っ張ることで，広げた穴に頭が向かっていけるように誘導しました．**図1-j**のように，麻痺側の肩の通過がうまくいかないことに対しての気づきを得るために，何度か鏡を用いて確認する場面も設けました．身体と衣服の関係をうまく認知できないからといって，安易に鏡を用いることには疑問もあります．逆に混乱させてしまうこともあるからです．中村さんの場合は服を着た後に鏡を見ながら自分で服を整えることができたため，この段階で鏡を用いて，頭を服に通したときに服が麻痺側の肩もうまく通過できるような着方を，一緒に確認できるように鏡を用いてみました．健常者の滑らかで，服の操作に応じて身体の各部が選択的に反応している，優れた動作に近づけていくための誘導が必要ですよ．

　最初に更衣動作を一緒に行ったときは，途中で中村さんは何度も首をかしげたり，泣き笑いのような表情をぼくにみせては困っていました．ひどく困難な状況に直面させてしまうと，更衣の練習を続けること自体が嫌になってしまうので，あまり困らせないように注意をしながら，適宜介助を行いました．初めて評価実習に出てきた学生さんじゃないんだから，「どのくらいできないのか，しっかり見届けてなきゃ‼」みたいな感じで，できない部分を追求しすぎないでくださいね．

　中村さんは障害が重度であるにもかかわらず，根気良く毎日，更衣の練習にも取り組んでくれました．もともと真面目で辛抱強い方であったと想像できます．でも，こちらの関わり方ひとつで，やる気をさらに引き出すことも，逆に気持ちを萎えさせることも簡単なことであると思います．"残されている機能を最大限に伸ばすことが大切"ということは，OTであれば誰もが知っている常識でしょうが，"そのために今は，何をすべきか"ということを，常に患者さんとのやり取りの中で考えることを大切にしたいと思います．

　図2-a〜dは，更衣の練習開始から1カ月半ほど経過した中村さんの更衣場面です．脱衣はスムーズになり，せわしなく無駄が多かった左手の動きは，ゆ

図2　更衣練習開始から1カ月半後の更衣の様子

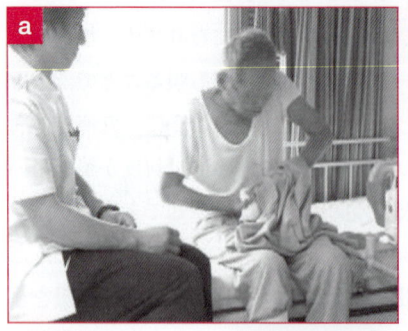

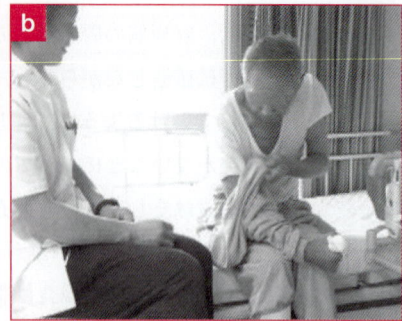

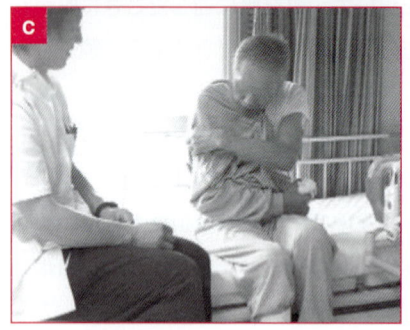

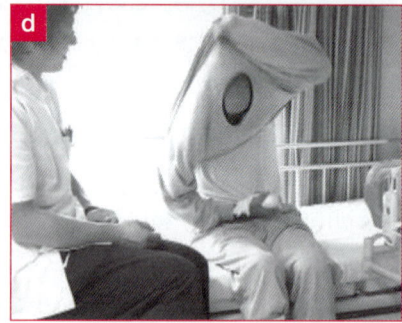

ったりした効率の良い動きになりました．そのことは運動の切れ目が減少して，左手の服への接触回数が減少したことなどで確認できました．着衣も麻痺手を通す前に袖部分を通しやすいようにまとめ（図2-a），袖を通す際は麻痺手を下肢の上にのせて，伸展位に保持することができるようになりました（図2-b）．麻痺側肩部分に服をかける動作も，肘は屈曲してしまう状態でしたが，顎部分で服を固定しながら麻痺側の肩の部分まで服をたくし上げる方法を見つけ（図2-c），頭を通してから服を整えるまでの動きも切れ目なく一連の流れで行えました（図2-d）．

　何とか着替えられるようになった中村さんですが，この時点ではまだまだ更衣動作は不十分でした．入院当初から移乗や排泄，歩行に関して積極的に関わりましたが，更衣は後回しになっていたというのが正直なところです．早出・遅出のシステムのない当院の弱点なのかもしれません．準夜・深夜の少ない看護の人員で，流れ作業的に着替えさせられるのは，患者さんにとって苦痛でし

かないような気がします．数年後には，どこの回復期リハ病棟でも早出・遅出をしているOTがいるのは当たり前のことになっているかもしれませんが……．

　更衣は，ADLの中でも，半袖・長袖，前開き・かぶり，パンツ・スカート等々形態の違い，素材による伸縮性の違い，TPOや世代，嗜好性や季節による選択の幅の広さなど，バリエーションが大変多い動作です．入院している方の服は画一的になりがちですが，お洒落できる状況をつくれたらいいなと思います．そのためには，多様性のある更衣動作をどのような状況でも柔軟に行えることを意識した指導が必要であると考えます．写真でお伝えできることに限界を感じながら書きましたが，実技を学べる研修会も開催されています．ぜひぜひ参加してみてください．あらためて人に服を着せたり，着せられたりする体験を意識しながら行うと，目からウロコの発見がきっとあると思いますよ．

コーヒーブレイク
目から鱗（ウロコ）が落ちる経験

　それぞれのOTが，自分の臨床の中で経験して学べることなんて，たかが知れています．新人のころは不安が強くて，がむしゃらに勉強する人も多いでしょうが，3，4年経つと職場での大抵の仕事は一人で行えるようになり，何となく自分が仕事できるような感じがして，新人のころのような貪欲さがなくなる時期がくるのかもしれません．5，6年経つと，かなり知ったかぶりで仕事がこなせるようになるのかな？　10年近くなると，かったるくて研修会に足を運ばなくなり，"最近あいつ見かけないよなぁ～"という人々が少しずつ増えてくるように思います．それぞれにご事情はあるとは思いますが……．日本作業療法士協会では多くの方々の努力で生涯教育システムが運用されています．専門職は一生勉強ですから，ちゃんと学びましょうね．

　とはいえ，ニュースや機関紙をみると，まぁ研修会の多いこと．私が所属する静岡県作業療法士会も学術部・教育部・地域部でそれぞれ研修会を開催し，おまけにSIGの活動も増えてきて，主催者が日程調整に苦労するほど研修会を受講する機会は増えました．でも出かけて受身で聞

いているだけでは，不十分だと思います．実技を学べる研修会にもぜひ，ぜひ飛び込んで，目から鱗が落ちるような経験をたくさん積んだほうがいい．「目から鱗が落ちる」というのは，「あることをきっかけとして，急にものごとの真相や本質がわかるようになること」という意味で使われます．研修会の中には，臨床的で一流である先輩方の「技術をみる」，そして「自分でもやってみる」というような，技術を学ぶ研修会もあります．ぼくもそういう研修会に参加すると，毎回目から鱗が何枚もこぼれ落ちるような経験をさせていただき，自分のやり方に反省させられたし，セラピストができる可能性に気づかされ，気持ちを何度も新たにさせられました．そこで"あっ，そういうことだったのか"と気づいて，また自分の臨床に戻るのです．この数年は，自分が県士会の中で研修会を開催したり，全国回復期リハ病棟連絡協議会の研修委員になったりと，研修会を運営する側の仕事が増え，なかなか行きたい研修会と日程が重なり参加できないことが増えたのですが，今年はどこかの技術研修会に飛び込んで，リフレッシュしたいと考えています．

シーン10
ベッドサイドでの下衣更衣

皆さんは立位でズボンを脱いだりはいたりするときに，どちらの脚から脱ぎはきしていますか？　ちょっといつもと反対の脚から脱ぎはきすると，少し違和感がありませんか？　まぁ健康な皆さんは立位バランスには問題がないから，2，3回繰り返していると，別にどっちから脱ぎはきしても変わらなくなるでしょうが……．自分の家の玄関から靴を履いて出かけるとき，スニーカーを履いて出るときと，ブーツやフォーマルな靴を履いて出かけるときとでは，そのときの姿勢も靴を履く手順も異なると思います．履き慣れない靴を履くときは座って履いたり，うまく壁や靴棚を使って履いているのではないでしょうか？　そして人のお宅や居酒屋など，靴を着脱する場所が異なると，その場に合わせた履き方をしているはずです．つくづくお見事．だけど普段は意識しないで行えているこんな動作も，ひとたび急に腰痛になったり，どこか怪我をしたり，慣れない運動をして全身筋肉痛だったりすると，途端に"どっこいしょ"と掛け声かけながら努力と工夫をしないとうまく動作ができなくて，"健康って大切なんだぁ～"とか感じたりしませんか？　若い読者には無縁でしょうか？　"じきにわかるよ！　40過ぎたら，いろんな場面で患者・障害者体験ができるようになるから"と，年寄りのヒガミみたいなことを考えつつ，今回はズボンの着脱場面の紹介です．

事例紹介

■ シーン9に出ていただいた中村正男さん（仮名）．60代，男性．
診断名　脳梗塞（内頸動脈閉塞），右片麻痺．
現病歴　2005年2月発症．発症から第55病日目に当院回復期リハ病棟に入院．シーンは入院から79日目，第133病日目である．

現　症　この時点でも上下肢の随意的な運動はほとんどなく（Br-stage Ⅱ-Ⅱ-Ⅲ），上下肢の感覚は表在覚・深部覚とも重度鈍麻．重度の失語は，簡単な言語指示の理解は多少改善していたが，発語はほとんどみられなかった．電動ひげそりや歯ブラシの使用は促せば拙劣ながら行えるようになっていたが，更衣や整容などの生活場面で混乱することは多かった．歩行や排尿動作はジョイント付きプラスチック短下肢装具を装着し介助で可能であったが，病棟内の移動は車いすを使用していた．

シーン10　ベッドサイドでの下衣更衣

　朝夕の更衣には看護師が関わっていたが，ズボンの着脱はベッド上臥位で介助を受けていた中村さんに，下衣更衣の練習を開始❶．練習開始当初は，立位でズボンを下げるということもなかなか理解してもらえなかった．ジェスチャーで何とか伝えて実施してもらっても，立位を保てず介助が必要（図1-a）．座位で左脚からズボンを抜くときには，無理な姿勢で脱ごうとして，体幹が大きく後方に傾き転倒しそうになり介助する（図1-b）❷．右脚をズボンから抜く場面では，ぼくの顔をみて首をかしげ「う〜う〜」と困った表情で助けを求め，どうしたらいいのかがわからずに自ら動作を起こせなかった（図1-c）❸．このときには，麻痺側からズボンを抜き取るために麻痺側の脚を上に組む介助を行って，足先を抜くように介助・誘導したが，踵までリーチができなかった．そこで，踵までリーチできるように，体幹の前屈や足先まで非麻痺手を誘導しながら練習を繰り返した後，ズボンを抜き取ることを経験してもらった（図1-d）❹．

　着衣では，ズボンの前後と，右脚を通す場所の確認が必要で，麻痺側の脚を入れることには介助を要した．膝の部分まで引っ張り上げた後は，座位バランスを崩さないように座位姿勢を保ちながら，ズボンを持ち上げて組んでいる脚を元に戻すように指導しながら介助した（図1-e）❺．ズボンを上げようと立ち上がると，右脚が屈曲して浮いてしまい片脚立ちの状態になってバランスを崩すため，立位保持の介助をしながらTシャツの裾を整えたり，部分的にズボンを引き上げるなど，多くの介助が必要だった（図1-f）❻．

図1　下衣更衣練習開始時の様子

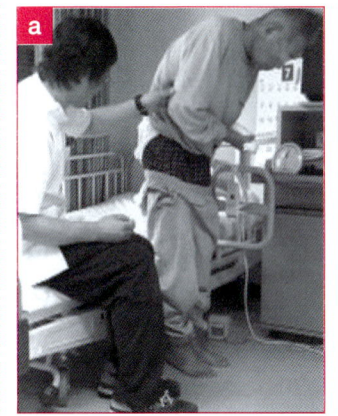

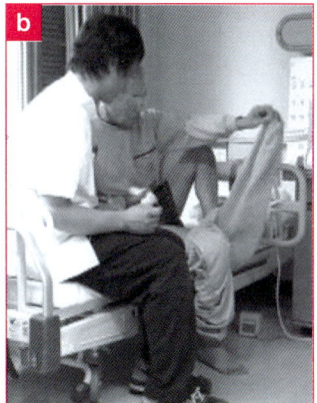

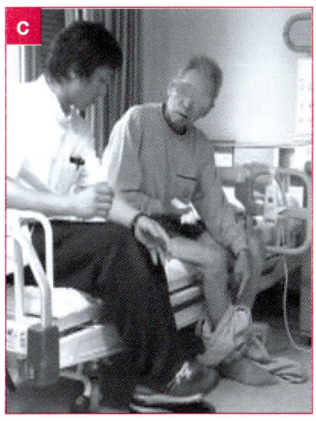

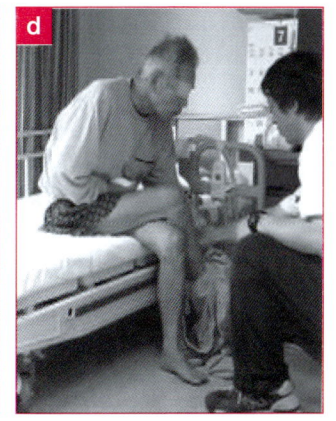

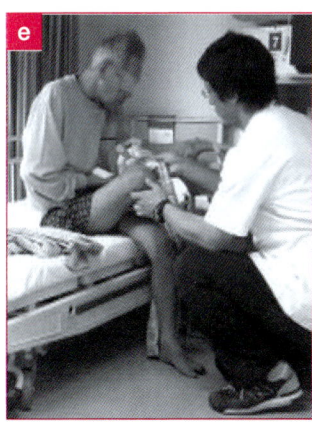

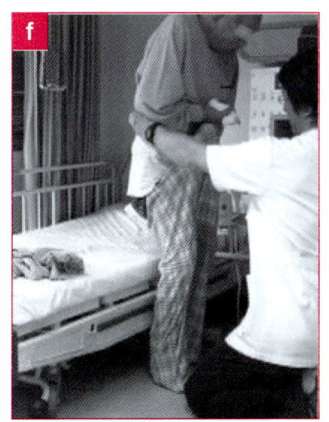

覗いてみた頭の中身

❶ ズボンの着脱はベッド上臥位で介助を受けていた中村さんに，下衣更衣の練習を開始

　シーン9でも触れましたが，当院ではまだリハスタッフが早出や遅出をするシステムが整えられていません．50床の病棟で，夕方は看護師3名（深夜勤は2名）とケアワーカー1名の少ないスタッフで"ADLのゴールデンタイム"を運営しているので，時間をかけて見守りをしていたい患者さんに対しても時間をつくることができず，必要以上の介助をしているのが実情です．中村さんも「立位が不安定で危険が伴うから」という理由で，ズボンはベッドに寝た状態で介助されていました．この原稿を書いている2006年の3月時点では，まだまだこのような回復期リハ病棟も少なくないのが現状だと思います．でも回復期リハ病棟に配置されるリハスタッフ数は年々増加傾向にあり，リハスタッフが早出や遅出を行っている病院も少しずつ増えてきています．この本は5年後には絶版になっているかもしれませんが（?!），5年後に読んでいる人が"へぇ～，昔は回復期リハ病棟のOT・PTは日勤しかしてなかったんだぁ～"なんてつぶやいてくれているかもしれませんね．そうなるといいなと思います．

❷ 座位で左脚からズボンを抜くときには，無理な姿勢で脱ごうとして，体幹が大きく後方に傾き転倒しそうになり介助する

　片麻痺患者さんの強引な着替え方は，このような場面でも観察されます．中村さんは左のズボンの裾をつかまえて脚を抜いていったのですが，そこをつかんだまま一気に脱ごうとして後方に倒れそうになりました．この部分の練習ではズボンの裾ではなくウエスト部分を引っ張りながらズボンを下げていくように誘導するわけですが，ズボンのほうを脚先まで押し下げていくのか，半分くらいまで押し下げたところで左脚を持ち上げて脚を抜くのかなど，一緒に工夫しながら，どのように動くと力まずにできるかを考えました．こちらの一方的な見立てを押しつけるのではなく，「一緒に動作を行いながら楽な方法を探り，納得してもらえるように進める」という考え方が大切であると思います．

❸ **ぼくの顔をみて首をかしげ「う〜う〜」と困った表情で助けを求め，どうしたらいいのかがわからず自ら動作を起こせなかった**

　図1-cでは目隠しが入り，読者には読み取りにくいでしょうが，入院初期は無表情だった中村さんも，依然発話は困難ですが，このような場面で困ったことを表情豊かに表現できるようになりました．お願いですから，患者さんのこういう表現はちゃんと受け止めてくださいね．まさか"困った"という表情で首を横に振られて，「意欲がない，依存的だ」と解釈してはいないですよね？（いるんだよね……そんなセラピストが）．ぼくは「一緒に悩んで，一緒にできるようになり，一緒に笑える」，そんな状況をつくりたいと思って関わりました．"そうですよね……難しいですよね．右脚は簡単に脱げないんですよ．どうしましょうか……そうだなぁ，右足の先まで手を伸ばしてみましょうか？……やっぱりちょっと恐いですよね．じゃあ，脚を組んでみましょう．ちょっと持ち上げますよ．こうすると足先まで手が届きやすいと思いますけど……どうですか？"例えばこんな流れで一緒に練習をすることにしたとして，その一言一言に対しての反応（身体的な反応と，精神的な反応ともに）をみながら，セラピストは練習を進めていくのだと思います．そしてちょっと頑張ればできるようになりそうなことを，次にどのように自分でできるように変えていくかを探りながら，実践していると思います．そこでの表情や動き方を読み取り，解釈して対応を考えることが大切ですよね．特に失行など高次脳機能に問題がある方の更衣動作の学習は，患者さんにとってとても根気がいること．練習過程で意欲をそがず，効果を積み重ねていくために，瞬時瞬時に判断しながら進めていけるのがOTではないでしょうか．

❹ **踵までリーチできるように，体幹の前屈や足先まで非麻痺手を誘導しながら練習を繰り返した後，ズボンを抜き取ることを経験してもらった**

　麻痺側の脚を組む動作が難しい方は少なくないですよね．「○○さんは脚が組めず靴が履けません」と新人OTが言うと，ぼくは「そりゃ〜お前が悪いんじゃ!!」と言うことにしています（もちろん，麻痺側のズボンをはいたり靴を履くのに，必ずしも脚を組む必要はないのですが）．股関節の可動域が狭い人

図2 踵までのリーチに必要な動作を練習

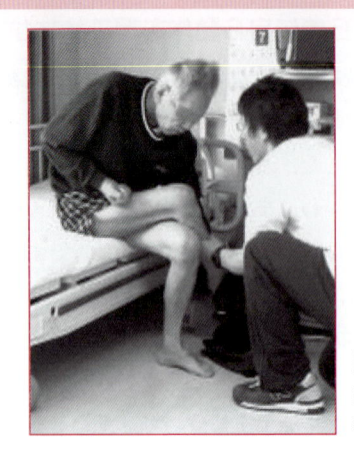

踵部分を手でこするように抜いていくことを繰り返し練習した

もいるし，座位バランスが不十分だったり，その患者さんにとってベッドが（一番低く設定していても）高すぎる場合や，その他いろいろと問題はあるでしょうが，とりあえず新人のせいにしときます．毎日ベッドサイドで靴を履く介助をするときも，将来的に自立させたいと考えているのであれば，そのときのことを考えて早期から脚を組める状態を目指すべきなのに，「その努力を今までしてきたんか？」と問いかけたいからです．中村さんも初期は脚を組むと痛みが強く，介助してもまったく脚を組むことはできませんでしたが，日々の作業療法で靴を履く介助をするときには，脚を組んでもらって介助をすることにより，この時期には脚は組めるようになっていました．ただし，まだズボンを抜くときに踵部分へのリーチが困難だったので，踵部分を手でこするように抜いていくことを繰り返し練習しました（**図2**）．

❺ **座位バランスを崩さないように座位姿勢を保ちながら，ズボンを持ち上げて組んでいる脚を元に戻すように指導しながら介助した**

ズボンから手を離して，膝の部分を抱えて脚を下ろすと，せっかく膝下まで上げたズボンが脚元まで落ちてしまうので，ズボンから手を離さずにズボンご

と脚を引き上げて組んだ脚を下ろす方法を指導しました．ここでも方法は一つではないと思います．いろいろやってみて，そのやり方が一番楽だと実感してもらえる方法を探りました．実感してもらえると，自然とその方法で行ってもらえるようになるはずです．この方法はこの時点では，高い確率で中村さんに採用していただきました．

❻ 立位保持の介助をしながらTシャツの裾を整えたり，部分的にズボンを引き上げるなど，多くの介助が必要だった

　裸足立位の安定性を高めることを，ぼくは多少怠っていました．中村さんは立ち上がると，麻痺側の筋緊張が亢進して，麻痺側の下肢は足部の接地が十分にできず，片脚立ちになりやすい状況でした．しかも不安定な立位であることを気にせずに，ズボンを上げようとしてバランスを崩すので，立位でのズボンの操作においてはこの点の改善を当面の課題とし，その他のできないところは介助しました．

　図3-a～cは，上記の練習開始から1カ月ほど経過した時点での更衣場面です．ズボンの着脱の手順は理解していただき，麻痺側の踵部分からズボンを抜き取る動作や，麻痺側の脚をズボンに通す動作は楽になり（図3-a），左脚をズボンに入れるときの座位姿勢も後方に倒れ込まずに行えるようになりました（図3-b）．立位でズボンを上げるときは，麻痺側の足の接地ができて，麻痺側に重心を移すことも不十分ながら可能となったので，ずいぶん立位は安定しました．図3-cでは，Tシャツを引き下げた後に，上着の裾を顎で挟んでからズボンを腰まで上げて，Tシャツをズボンの中に入れた後で上着の裾をきれいに整えようとしている場面です．シーン9の上着の更衣と今回のズボンの更衣を，このような場面で結びつけられるように練習を進めました．

　この時点では朝・夕の更衣は最初に述べたような理由でまだ自立には至っていませんでした．"リハではできるけど，病棟生活では自立していない"とよくいわれる状況です．"このままじゃイカンよ!!"と思い，ぼくは看護師に「とりあえず2週間，夕食後の洗面・排泄から着替えてベッドに入るまで毎日イブニングケアに関わります」宣言をしました．で，その結果は……朝，夕の更衣動作は看護師も見守りで行ってくれるようになり，自宅退院されるころには，

図3 下衣更衣の練習開始から1カ月後の様子

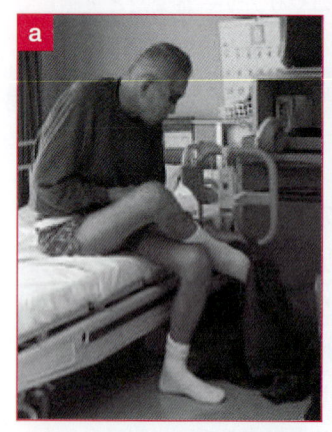

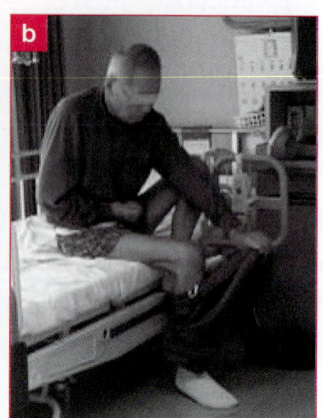

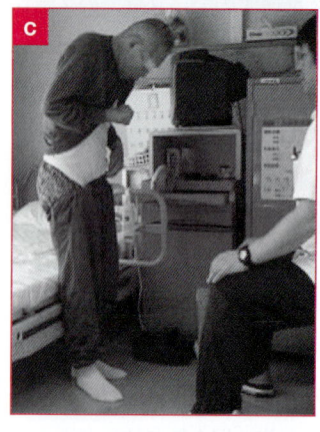

安定した動作で行えるようになりました．

　更衣動作が「できる・できない」は素人がみてもわかります．「何が問題でできないか？」はケアワーカー・看護師にもわかります．もちろんその問題点の改善に病棟では看護師が関わってくれるのですが，さらにOTには評価した問題点を，①どの手順で，②何を優先して，③どのように解決するか，というより具体的なプランニングができて，その問題点を解決するための援助技術が必要になります．もちろん家で着る服，出かけるときに着る服を考える必要があるし，ズボンの上げ下げはトイレでも行えなきゃいけないし，入浴後の更衣は環境と条件が異なります．その方の生活に応じた"更衣の質"まで考えて関

わることがOTには求められています．どうすると楽に動作が行えるようになるかを，患者さんと一緒に探ることです．そうして，自分で着替えてみようという気持ちになっていただいて，実際に病棟の生活の中で自主的に着替える習慣までもっていってあげることが大切だと思います．そこまでいけば，しめたもの．しばらく経って更衣の場面をみに行くと"お～っ！　そんなことまでできるようになったの？"と，こちらが驚かされるほど，いろいろなパターンと柔軟な方法で更衣ができるようになったりするものです．

　入院中はいつもスエットの上下を着ていた患者さんが，退院後にお洒落して見違える格好で遊びに来てくれたときって，すごく嬉しいですよね．……悩みも尽きないけど，やらなきゃならないことも尽きないな．今日も課題はいっぱいです．「楽しい！　楽しい!!」

シーン11

入浴

　もともと入浴という行動は，日本でもヨーロッパでも，仏像を洗ったり「きよめ」のためだったりと，宗教的な意味合いから始まったとのこと．しかしヨーロッパでは，古代ローマ時代に大規模な入浴施設が作られていたにもかかわらず，キリスト教の影響などでその設備は廃れ，産業革命以降は裸を他人にみせないシャワー文化が広がったそうです．一方，火山地帯にある日本では古くから温泉に浸かる文化があり，「老若男女・貧乏も貴人も裸になれば皆同じ」的な考えが江戸時代にはありました．そのうえ鎖国していた日本にはシャワー文化が入らなかったため，江戸時代に始まった銭湯文化は，明治のころにはなみなみと湯がはられて普及したようです．だから日本人には，湯に浸かる文化が染み付いているらしく，ある調査で「あなたが実践している癒し行動は？」との質問に対して，一番回答が多かった答えは「お風呂に入る」だったそうです．また「風呂文化研究会」の調査によると，一般の方の入浴行動は，「冬は浴槽入浴だが，夏はシャワー浴が基本」という方が一番多く全体の43％でしたが，「ほぼ1年中浴槽入浴が基本」35％，「いつも浴槽入浴」12％と，浴槽入浴を年中行っている人の割合は全体の半数になるとのこと．そして浴槽入浴は生活に欠かせないと答えた人が7割強もいて，年齢が高い人ほど浴槽入浴志向が高かったという結果が示されています．このことからも日本人の「風呂好き」がわかります．浴槽入浴のイメージは，「温まる」「リラックスできる」「疲れが取れる」で，一方のシャワー浴のイメージは「時間がかからず便利」「目が覚め，気分が引き締まる」ということのようですが，ほとんど年中シャワー浴のみの人は，全体の5％．ぼくはその5％に含まれちゃってます．"生活が時間に追われているからなぁ"と，この結果をみて少し悲しくなりました．浴槽に浸かることは，筋骨格系や，神経系，内分泌系，免疫系が刺激され正常の生体機能を取り戻すのにも効果があるようです．この原稿を書き終えたら，

ゆっくり湯船に浸かりたいなと思っています．"最近，温泉にもあまり行ってないなぁ〜"とボヤキながら，今回は入浴がテーマです．

事例紹介

■3回連続で，中村正男さん（仮名）．60代，男性．
診断名 脳梗塞（内頸動脈閉塞），右片麻痺．
現病歴 2005年2月発症．発症から第55病日目に当院回復期リハ病棟に入院．シーンは入院から124日目，第178病日目である．
現　症 上下肢の運動は共同運動レベルで，分離した動きは困難．この時点で失語は簡単な言語理解は可能になったが，表出は単語レベルでもほとんど発話がない状況．失行の症状は改善を認めるが，さまざまな生活場面ではまだ混乱がみられた．ADLは車いす使用で排泄自立，更衣や病棟内歩行は見守りで可能になったが，入浴は全介助．ぼくは8月に入ってから中村さんの入浴に関わり，このときは関わり始めて3週目（6回目）の入浴介助であった．

シーン11　入浴

　初めてぼくが中村さんの入浴に関わったとき，シャワーヘッドを中村さんに渡すと，キョトンとした表情．受け取ってくれても，持ち方さえ反対向きでうまく使えなかったが，少しずつ自分で行う動作を増やしてほしいと思い，シャワーは自分で扱うように勧めてきた．6回目のこのときには，シャワーヘッドを上手に持てて，お湯を自分でかけることが可能であった（図1-a）❶．次にタオルを脚の上にのせてポンプ式のシャワーソープを渡すが，中の液体石鹸を出すことは難しく，介助が必要❷．洗体は当初すべて介助だったが，タオルを渡すと非麻痺手で届く部分は，自分で洗う動作が行えたので（図1-b），背中や足指などの洗えない部分だけを介助して洗う❸．お尻は，立位を保持してもらい，麻痺側の脚の位置や足の接地に注意しながら介助して洗う（図1-c）❹．浴槽に入る動作は退院先の浴室をイメージしながら，縁に腰掛けてもらい，麻痺側の脚を中に入れる介助をする．壁の手すりにつかまって立ち上がり，ゆっくりと身体を浴槽に沈め

図1　病棟での入浴

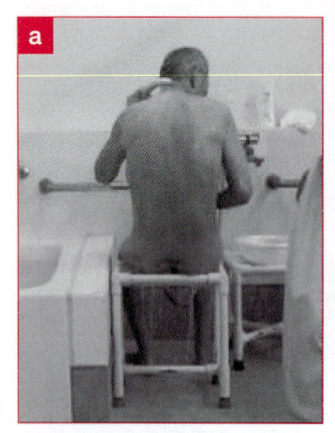

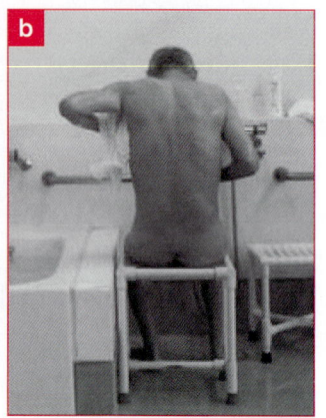

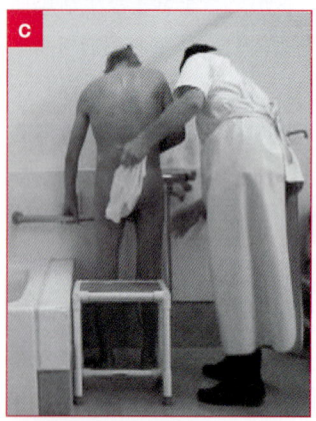

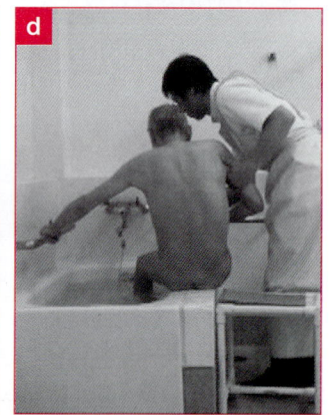

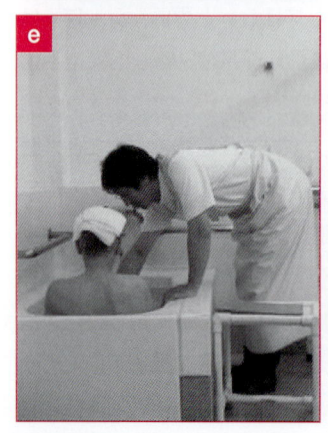

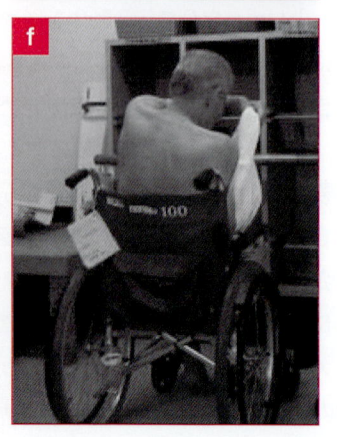

る（図1-d）❺．浴槽の中で中村さんは，たえず左手で麻痺手の掌の中や足先まで含めて全身をこすりながら，ゆっくりお湯に浸かっている（図1-e）❻．浴槽から出るなどその後の動作も，手順の指示は必要だが大きな介助を要することもなく，浴室から出る．身体を拭くことには仕上げの段階で介助をしたが，その後の着衣は多少時間がかかったものの，すべて自分で着ることが可能であった（図1-f）❼．

覗いてみた頭の中身

❶ 6回目のこのときには，シャワーヘッドを上手に持てて，お湯を自分でかけることが可能であった

　入院当初から，入浴は介助者が全介助で行い続けてきたため，ぼくが関わり始めたときも，中村さんは浴室ではすべて介助してもらえるものだという感覚でいたようです．また，シーン9・10でも記載したように失行症状のある中村さんにとって，慣れない環境で慣れないものを使うことにはさまざまな混乱がみられました．中村さんには週2回しか入浴の機会がないため，浴室は最も慣れにくい環境であり，そこでの動作には数多くの問題がありました．しかも多くの動作を，限られた時間の中で済ませるために，介助者は効率を求めがちになりやすい．その場面を確認することが遅れたことを反省させられました．数回にわたって自分でやってもらうと，案外簡単にシャワーを使えるようになりました．

❷ タオルを脚の上にのせてポンプ式のシャワーソープを渡すが，中の液体石鹸を出すことは難しく，介助が必要

　この時点では，シャワーソープやシャンプーの使い方がまだ難しい状況でした．最初は歯磨き粉と歯ブラシがうまく使えなかった中村さんも，このころには器用に片手で使いこなしていたので，これも早めに練習を重ねればできる動作であったと考えています．しかし，これは後から気がついた失敗ですが「あのポンプ式のボトルがややこしいよな……」と思って，試しに固形石鹸を用い

ると，意外と簡単に石鹸とタオルが使えました．❶のシャワーヘッドの扱いも，考えてみればすぐにわかることで，中村さんにとってシャワーを使う経験はほとんどなくて，浴槽から手桶や洗面器で水を汲み出して使うほうが，なじみがある動作だったのだと思います．初歩的なミスですね……．普段からちゃんと入浴に関わっていないことのつけが，こんなところに出てくるのかと，原稿を書きながら反省した次第です．

❸ 背中や足指などの洗えない部分だけを介助して洗う

　部分的であるにせよ，自分の身体を自分で洗うことは大切だと思います．入浴ほど自分の身体に自分で触れるADLはないので，そのことに意味があるような気がするのです．

　「セルフタッチ」という言葉をここで解説するのは，ぼくには難題ですので避けたいと思いますが，例えば"顔を洗う"という日常の動作も，ただ"顔の汚れを落とす"ということが目的であれば，人に洗ってもらったり，おしぼりで顔を拭いてもらうことと，自分で洗面台や風呂場で"バシャバシャ"と洗うのは同じなのかもしれません．だけど自分で"バシャバシャ"と洗うことで得られる"快"の感覚というものは別にあるように思います．また，人に背中を洗ってもらったり，耳掻きしてもらったり，ほかの人にしてもらう"快"もあるかと思いますが，それは優しく丁寧に信頼関係の中でタッチされる"快"であり，自分で自分に触れる"快"とはまた別のものだし，施設での入浴ではなかなかそんなふうにはいかないでしょうから……．世の中これからどんなに便利になっても，"自動洗体機"などというものは，たぶん一般の家庭では普及しないと思うのです．ゆっくり自分の身体を洗うことに気持ちの良さがあるからだと思います．だから，入浴で身体を洗う介助をするときも，衛生面の考慮は不可欠でしょうが，「二度手間で洗うのが大変だから」と，当たり前にすべてを介助で済ませてしまうことには疑問を感じるのです．

❹ お尻は，立位を保持してもらい，麻痺側の脚の位置や足の接地に注意しながら介助して洗う

　片麻痺の方にとって浴室の中で立位姿勢をとることは大変な動作です．裸足で内反尖足位になる中村さんを立位にするときに，「いい位置に足をついて安

定した立位保持の中で,洗体介助をする」ということを考えて,看・介護スタッフも関わっていると思いますが,なかなか実践するのは難しいのではないかと考えています．立位が十分に安定しない姿勢のままで,ゴシゴシ身体を洗われたりしたらたまりません．怖い思いをさせて,本来は風呂好きな方を「お風呂恐怖症」にすることがないように,看・介護スタッフと協働して関わる必要があると思います．それと,洗い方の介助も人によって異なるようです．たんにゴシゴシ芋を洗うように洗う人は少ないと思いたいですが,いかがでしょうか？ 入浴ほど,相手の身体に触れるセルフケアの介助はありません．しかも相手は裸です．人に触れることや,触れられることから感じる「快」「不快」の感覚まで考えて,入浴は介助する必要があると思います．例えば美容院で髪の毛を洗ってもらうときに,ただ髪の毛を洗ってもらっているだけなのに,人によって洗われているときの気分が変わりませんか？ "この人は上手だな"と思いながらウトウトしそうになるときと,"この人はヘタだなぁ～"と思いながら,ちょっと不快に感じるときがぼくにはあるのですが……．

❺ 浴槽に入る動作は退院先の浴室をイメージしながら，縁に腰掛けてもらい，麻痺側の脚を中に入れる介助をする．壁の手すりにつかまって立ち上がり，ゆっくりと身体を浴槽に沈める

　浴槽への出入りは,患者さんと介護者にとっては苦労が多い動作です．裸で滑りやすいうえに,重心の移動も大きく,片麻痺の患者さんは視覚的にも浴槽に落ちていく感覚などで不安定になりやすい．介助者も服をつかまえたりできる浴室以外の介助と比べて,つかみどころがないから慣れないと怖いものです．お互いに慣れないと,患者さんはつかんだ手すりや,浴槽の縁を突っ張ってしまい,強く抵抗する動きになりがちですから,セラピストとしてはその場の環境をうまく整え,その方の能力と浴室の環境との関係をよくみて入りやすい方法,介助の方法を見いだせる能力が必要です．また浴槽から引き上げるときも,無理やり上方に引っ張り出そうとしても怖い思いをさせるだけで,介助者の介助量も増えるから,姿勢や動作方法や動きの方向をうまく誘導することをイメージします．水の浮力や患者さんがもっている力を使おうとする意識が必要ですよ．言われてみれば当たり前のことが,浴室という変わった環境に入ると介助者まで慌ててしまいがちですから,しっかり経験することから始めましょ

う．

　このときは，中村さんと当院のスタッフで，退院先（弟宅）の住宅訪問指導を行った後でした．退院先の浴室は広くて介助スペースは十分ありましたが，浴槽が洋式の最新流行タイプで，浴槽の縁はお洒落にカーブし，浴槽幅も広いため，壁に手すりを取り付けても少し手が届きにくそうでした．退院先の状況をみて再び院内で介助すると，具体的なイメージがわいて指導のポイントが明確になったので，良かったなと感じています．

❻ 浴槽の中で中村さんは，たえず左手で麻痺手の掌の中や足先まで含めて全身をこすりながら，ゆっくりお湯に浸かっている

　タオルで身体を洗うときには，雑で簡単に洗い動作をした中村さんですが，浴槽の中ではたえず左手で全身を気持ち良さそうにさすっていました．湯船の中でお湯の感触を楽しむように，皆さんも動きますよね？　なかなか座位が安定しない方の場合には，浴槽の中で身体をきれいにすることも一つの方法として選択できるのかと思います．ぼくも麻痺手の中や足指の間をゆっくりお湯の中で洗う介助をしながら，失語の中村さんとしばらく風呂についての会話（？）をしました．浴槽の中での姿勢が大切なことも，皆さんはわかりますよね？安定していない方は，浴槽の縁など目の前でとりあえずつかまっていられそうなところを必死につかんでいる場合があります．前かがみの姿勢にするための介助をしたり，場合によっては浴槽のコーナーを使って寄りかかるなど，安定する姿勢をつくってあげることが大切です．患者さんがどこかに必死につかまっていたら，それは座位姿勢に問題がある証拠．ゆったり"あぁ～気持ちいい"と言ってもらえる姿勢を整えることが大切です．そうしないと，のんびり湯船を楽しむことなんてできませんからね．

❼ 着衣は多少時間がかかったものの，すべて自分で着ることが可能であった

　シーン9・10で中村さんの更衣動作について書きましたが，浴室での更衣をみて「ずいぶん上手になったなぁ」と思いました．入浴後の更衣は，身体の湿り気で難しい動作ですし，疲労や湯冷めすることを考慮して浴室では更衣動作を介助されることが多かった中村さんですが，十分自分で着替えられると判断

し，そのことを看・介護職員にも伝えました．

　当院の回復期リハ病棟では，ほぼ全例の患者さんに，看護スタッフが入院当日の入浴を実施しています．回復期リハ病棟ではそのような施設は多いのではないかと思うのですが，一番の目的は褥瘡や皮膚疾患の有無を確認したり，疥癬・外傷その他，全身の皮膚の状況を確認するためです．だけどそれ以前に，多くの急性期の病院では入浴をしっかり行えていないことがあるため，不潔な状態で入院してくる方が少なくないという理由もあります．できるだけ重度の方でも浴槽に入っていただき，気持ちをさっぱりしていただいて，"これから，ここでリハビリを一緒にやっていきましょう．心配しないで！！　私たちがちゃんとお世話しますからね"という気持ちが込められているようです．
　逆にいくつかの反省点や，問題点もあります．その中の一つが写真にも写っているぼくの姿．OTジャーナルに掲載されたときに友人から指摘されたのですが，「魚屋さんみたいな格好で介助しているの？」と，皮肉めいて言われ"ドキリ"としました．当院では介助者は長靴履いて，前掛けをして入浴介助に入っています．確かに魚屋さんが魚を洗っているわけではないので，こちらもせめて短パンにTシャツなどの服装で入るのが適切かと思いました．看・介護のスタッフも，その日の入浴係が決まっていて入れ替わり入浴する方の介助をするわけではなく，一人ひとりに別々の介助者をつけて入浴前から入浴後のケアにまで関わっているし，一日数回に分けて介助に入るので毎回着替えていられないという事情もあるのですが，確かに見た目も心構えも良くないから，対策を考える必要があるかと思っています．皆さんの施設ではいかがですか？

　入浴は，その前後の更衣動作や移動動作も含めて考えると，片麻痺の方には難しく自立度が低い複合動作です．病院・施設では脱衣スペースも広く作られていますが，一般家庭の脱衣室で介助者が余裕をもって介助できるスペースがある家はまれでしょうし，浴室の形態もそれぞれの家庭で大きく異なるので，移動の問題も含めて考えると自宅での入浴は諦めて，施設サービスの利用を選択する場合も少なくないと思います．だからといって，「どうせ介助入浴だから……」と考え，自動的にすべてを介助することには問題を感じます．逆に「何とか自立させる方法を考えなければ……」と動作の習得だけを目的とした

り，たんに「介助量を軽減させる」という発想で取り組むのでもなく，自分でやれる部分は自分で行い，そのことに楽しみを見いだせるような関わりができないかなと考えています．そのためには，お風呂に入ることが気持ち良くなるような関わりが必要で，怖がらせたり，落ち着かない入浴にならないような配慮が必要でしょう．患者さんの中には，お風呂が嫌いな方も少なくありません．もともとの風呂嫌いも中にはいらっしゃるようですが，障害をもってから，そこでの下手な入浴介助を受けたことが影響して風呂嫌いになった方も多いと思います．そんな方の場合には，言葉は悪いのですが何とか騙してでもお風呂に入れて，気持ちよく身体を洗い，ゆっくり湯船に使ってもらい，安心して浴槽への出入りをしてもらう．そうすると入る前は嫌がっていた方も，実にいい笑顔で"あぁ〜いい風呂でした"と言ってもらえたりするものです．

　中村さんの場合は，入浴が自立するまでには至りませんでした．ここで紹介したことも自立を目標とした関わりではありません．しかし入院される患者さんの中には，どうしても入浴を自立することが必要になる方も少なくないと思います．そのような方には特に早い時期から，看・介護スタッフとリハスタッフが積極的に協働して入浴動作に関わっていく必要があると思います．そして入浴は，ADLの中でも，もともとのライフスタイルが最も大きな差として現れる動作だと思います．個別性を重要視し，家族の意向も含めて，その人らしい方法を一緒に考えるのはOTの得意とするところですから，ぼくもこれからはもっと積極的に入浴に関わっていきたいと考えています．

コーヒーブレイク
プロフェッショナル

　ぼくは「プロフェッショナル」と呼ばれる方々の仕事を見るのが，好きです．それは"職人"と呼ばれる方々の"匠の技"だけではなく，たとえばBARのカウンターでマティーニをつくるバーテンダーの動きや，割烹で腕をふるう板前の手さばきなども"プロの技と心"に触れる機会だと思っています．

　ぼくの知り合いの「藤井さん」という銀座のBARのバーテンダーは，

まだ20代後半だけど，ミキシング・グラスをカウンターに置いてその前に立ったときから，オーラが出ているように感じるほどで，まだ若いのに"プロだよなぁ～"って思わせる．「内山さん」という割烹のご主人は，寡黙だけどその技と心遣いで，ぼくにとっては年に一度か二度のご褒美なのですが，店を出るときは涙が出るほど幸せいっぱいな気持ちにさせてくれる．行きつけの美容院の「ボイスさん」は，「いつもどおりお願いします」と一言言えば，ちゃんといろんなこと考えながらカットしてくれて，もう何年もぼくはお任せしていればいいので，余計な緊張をせずに足を運べ，帰り道は頭も心も軽くなる．彼らは皆，仕事に対して真摯に取り組み，自分を高めていこうとしているはずです．そして，こちらの期待に必要十分に応えてくれる．その道を極めようとしている人の姿は，それがどんな仕事であってもプロとしての"所作"で，見ていてカッコイイ．"ぼくが女性だったらきっと惚れるよなぁ～"と思わせる方々です．きっと皆さんも，信頼できるプロが周りにいるでしょう？

　今，NHKで「プロフェッショナル　仕事の流儀」という番組を放送していて，各界の最前線で活躍するプロの仕事を見ることができます．番組では毎回「プロフェッショナルとは？」という問いにゲストが答えてくれるのですが，例えばテストドライバーである加藤博義さんは「うそをつく必要はない．できることはできると言えばいい．でも，できないというのは，プロがやすやすと言うことじゃない．なんかやってくれるかも知れない，どうにかしてくれるかも知れない，そう思わせてくれるのがプロでしょ．」と語られていました．"ドキリ"としませんか？　どんな仕事であっても，男性でも女性でも，まだまだ若くても，そして年老いていても……仕事にプロとして打ち込んでいる人の姿は美しいし，周りに感動を与えます．そして一流と呼ばれるプロは，一流になれる人をしっかり育てていることに気づかされ，反省させられます．プロの仕事を目にするたびに，"尊敬される仕事を積み重ねていけば，少しずつでも身に付くのかなぁ"と思いながら，まだまだ"三流"と思っているぼくは，まずは"二流"目指して，そして"一流"に一歩でも二歩でも近づくために，プロの仕事を見ては自分を励ます材料にしています．

シーン12

患者さんとの関係のつくり方

　朝出かける前に，テレビで流れている"今日の占い"に目がとまる．"今日は12位か……ラッキーアイテムは黄色の傘？　そんなの持ってないし，今日は晴れてるぞ！"と小さく突っ込みを入れながら慌しく身支度をする．普段は占いなんて気にしないほうですが，視線の横で"今日の1位は乙女座です"なんて言っていると，"おぅ，今日は1位でラッキー"と心をちっちゃな幸せがよぎったりするから不思議なものです．六星占術に血液型占い，四柱推命，タロットに手相，はたまた動物占いまで（ちなみにぼくは狼らしい）……etc．挙げれば切りがない．占いなんて全然気にしないという方も，一度くらいは好きな異性との「相性」をこっそり調べたことがありませんか？　もともと「相性」という言葉は，中国古代の世界観である五つの星や地などから万物が構成されているという「五行思想」から出た考え方で，男女の生まれを干支や九星に当てて，縁を判断するところからきているようです．さて学校でも職場でも，何となく相性が合う人と，合わない人がいるかと思いますが，患者さんとの関係になると，こちらが相性の良し悪しを口にしている場合ではありません．ぼくたちはプロフェッショナルなのですから……．接客術のプロというと，一流のホテルやレストランのスタッフ，キャビンアテンダントなどが思い浮かぶし，接客術を語る本は山のように書店に並んでいて，彼らから学ぶことはとても多いと思うのですが，少し違うのは"こっちは，毎日なんだよな……"と思うこと．彼らには，お店に来ていただいて，または飛行機に乗っていただいて，数時間だけの一期一会の難しさが逆にあるのかとも思いますが，病院でリハサービスを提供しているぼくたちの仕事は，毎日ある時間を共に過ごすわけですから，そこの難しさはまた別にあるようにも思います（逆にチャンスはたくさんあると考えたほうが良いのかもしれません）．

　さて今回は，若いOTが患者さんとの関係をうまくつくることができず，入

院途中から担当OTをぼくが引き受けた事例を紹介し，患者さんとの関係のつくり方について考えてみたいと思います．

事例紹介

■ 宮崎寛太さん（仮名）．70代，男性．
診断名 脳梗塞（右中大脳動脈領域），左片麻痺．
現病歴 2005年6月，自宅で動けなくなっているところを訪問者によって発見される．発症から第34病日目に当院回復期リハ病棟に入院．シーンは入院から1週間ほど経過したころのことから始まる．
現　症 左片麻痺は重度で随意的な運動は困難．Br-stageはⅡ-Ⅱ-Ⅱ．感覚は表在覚・深部覚とも中等度鈍麻．麻痺側肩の痛みを動作時に強く訴えられていた．動作面ではプッシャー様の症状が著明で，寝返りは可能であったが起き上がりには介助が必要．座位バランスは不良で，手すりを使用しても見守りが必要．立ち上がりと移乗動作は全介助であった．排泄は尿意があいまいで失禁あり．看護師はトイレで排尿を時間誘導する計画を立てていたが，一人介助が困難で，宮崎さん自身もトイレに誘導されることを拒否されていたため，オムツを併用しベッドサイドでポータブルトイレを使用していた．食事は軽度の嚥下障害（嚥下反射の遅延）があり，左側の食器への促しも必要であった．

高次脳機能は，軽度の意識障害があり注意力が低下しぼんやりした印象．コミュニケーションと認知機能は初期評価のFIMでは理解5，表出5，社会的交流2，問題解決2，記憶5であった．呼吸機能の低下で言葉は少し聞き取りにくく，自分からは周囲と交流をもたず，ときどき拒否的な言動あり．自分の身体機能の理解が困難で，危険であるにもかかわらず自分でベッドに移乗しようとしたりする行動もみられた．その他，肝機能の低下もあり，入院初期は疲れやすく日中はベッドに臥床されている時間が長かった．

生活歴は，生涯独身で一人住まい．機械の技師として働いていたが，退職後は兄弟とも離れ一人で趣味の釣りなどをして生活されていた．入院時の希望は「ものが食べられるようになること，歩けるようになること」であった．

シーン12-1 担当OTへの拒否

　担当OTの渡辺は経験3年目である．先に示したような初期評価を行い，作業療法では，座位・立位動作の改善と，トイレ動作の介助量軽減を短期目標に挙げていた．具体的な作業療法プログラムとしては，ベッドサイドでの上肢の基本的な練習と，起居動作の練習などから始めていた．宮崎さんはまだリハの場面で自分から意欲的に取り組める状態ではなく，希望もあまり語られなかったため，渡辺は気晴らしを兼ねて車いすを押してときどき散歩に連れ出したりしていた❶．入院から1週間ほどすると，渡辺に対して少しずつ拒否的な反応がみられるようになった．ぼんやりした感じは薄れ，看護師からの言葉かけには笑顔をみせて答えることが増えたが，その反面，渡辺に対しては無反応で，離床することさえなかなか受け入れてもらえない状況になった．看護師から離床を促され，車いすで作業療法の時間に渡辺に引き継いでもらっても，「かったるいんだよ」と答えて積極的なリハの実施は困難であった．

　看護師からぼくに，宮崎さんが作業療法に対して拒否的であると情報提供があり，渡辺に事情を聞くと，「どうしたらいいでしょうか？」と困っている．関わり方を自分なりに工夫してはいるが，もともとの性格的な問題や意欲の問題もありそうで，難しいとのこと❷．そして渡辺は看護師に対して，「まだ体力がなく疲れやすい状態で，午前中の作業療法の時間は便処置の後になるため，作業療法にのれないのも疲労が理由にあるのではないかと思う．便処置の時間などを再検討できないか？」と伝えているという．経過の説明を受け，「宮崎さんとしっかり話をしたうえで，あらためて作業療法の目的や必要性をお話しするように……」などと渡辺に助言してはみたが，その後も「疲れるから」「眠いから」「今日はいいよ」と拒否的な反応はさらに強くなり，作業療法の実施は困難になった．

　数日経過をみたが，渡辺と宮崎さんとの関係はうまくいかなかった．病棟主任看護師が宮崎さんに話を聞いたところ，「リハビリはやりたいが，話をちゃんと聞いてくれない」「彼（渡辺）だけが悪いのではなく，ただ相性が悪いんだよ」と答えられた❸と，ぼくのところへ相談に来た．そこで渡辺，看護師とも相談し，翌日から担当OTをぼくに交代することにした．

> 覗いてみた頭の中身

❶ 車いすを押してときどき散歩に連れ出したりしていた

　入院間もないころの宮崎さんは，ごく軽度の意識変容や記憶・認知の低下もあり，疲れやすいためか"元気がない・意欲がない"と，捉えられていたようです．渡辺以外のスタッフの中にも「認知症」と捉えて，少し子ども扱いするような口調で話しかけていたスタッフもいたようです．後から聞くと，看護職員の中にも数名，宮崎さんに受け入れてもらえていなかった人がいたとのことでした．たとえ認知症であっても患者さんを子ども扱いするような態度や口調は慎むべきであることは皆が知っているはずですが，病棟ではときどき，「はい○○さ～ん．○○しますねぇ．はい，○○してくださ～い」と妙に語尾を延ばしたり，「そうそう，そう！　いいですね，そうです．上手ですね!!」と変に持ち上げたりする声を耳にすることがあって，「おい，ちょっとソレは違うんじゃない？」と感じることがあります．

　散歩に連れ出したのも，「何だか元気がないし，意欲もないみたいだし，少し気晴らしもさせてあげたい．散歩でもしながら一人暮らしをしていたころのことを聞いて，宮崎さんの気持ちを聞き出してリハにつなげていこう……」というような気持ちが働いていたようです．でも，ぼくからすると，少し安易な考え方であったように思います．一人暮らしをしていたころは家族からも離れ，このまま人には迷惑をかけず気ままに暮らしていこうと考えていたのに，突然の発症でショックを受け，疎遠だった家族に遠方から来てもらい迷惑はかけるし，少し閉じこもっていたかったのかもしれない．それで余計に反応の乏しいぼんやりした印象を周りに与えていたのかもしれない……．そう考えると，散歩して気晴らししたり，生活史を聞くことが目的になるのではなく，渡辺がじっくりと宮崎さんに向き合って，現状の大変な心情をもっと理解することが大切であったように思います．認知症や意識レベルの低下などのために，作業療法の訓練種目にのれない方を安易に散歩に連れ出すスタッフもいるのですが，「誰のための散歩なのだろう？」と感じることがあります．ここでは，散歩という作業の選択が間違いだったとは言いませんが，その活動の中で何を目的に，何を引き出していくのか……という思考が不十分であったのではないかと考えました．

❷ **もともとの性格的な問題や意欲の問題もありそうで，難しいとのこと**

　カンファレンスの場面で,「自発性の低下」「訓練意欲の欠如」「問題行動あり」などと簡単に口にするスタッフがいます．"気づき"が少ない人ほど，よく口にしているように思い,"オイオイちょっと待てよ！　そうじゃないだろう!!"と感じることも少なくはありません．スタッフからの働きかけで，患者さんの反応は大きく変わるのです．ちゃんとスタッフの一人ひとりをみている患者さんは多い．ただあまり口に出さないだけです．偉そうに威張った態度で接するのは論外ですが（自分は丁寧な対応をしているつもりでも),"はい，立って！"とか"ここにつかまって！"などと，ついつい語尾が"○○して！"と命令口調になっている人は多いし，友好的に関わろうとしてか，相手との距離を多少見間違えて（履き違えて？），安易に"タメ語"で話している人もよく見かける．そんな人に対しては一緒にやる気は起きないし，意欲は低下すると思うのです．問題行動にしても，こちらが相手の行動を理解し，患者さんが我慢できなくなる前に，出しているサインに気がついて対処すれば，かなり減らせると思っています．"ミスチル"の曲ではないけれど，表情や仕草，あなたに向けられているSign（サイン）を何ひとつ見落とさない．そんなことを考えている必要があると思います．臨床の場面でもね．くれぐれも，患者さんに簡単に「自発性低下」とか「意欲低下」とかの"烙印"を押さないでください．もう一歩深く考えて対応すれば，解決の糸口が見つかるケースは多いと思います．

❸ **「リハビリはやりたいが，話をちゃんと聞いてくれない」「彼（渡辺）だけが悪いのではなく，ただ相性が悪いんだよ」と答えられた**

　渡辺は何とか作業療法を実施できるように，彼なりに一生懸命話を聞こうと考えていました．でも,"拒否されたくない，訓練にのせなきゃ"という思いが強かったのではないかと考えます．狭い視点だけで宮崎さんを見立て，問題点を挙げ，そこに対処しようとしていたのではないかと思うのです．でも宮崎さんは少し違う部分で悩んでいたような気がします．実際に渡辺が関わる場面

をみていなかったので，推測でしかないのですが，宮崎さんのペースに合わせて話を聞く態度が不十分だったり，先に述べたような対応の悪さで宮崎さんには"生意気な奴"というような印象をもたれてしまったようにも思えます．

　自分の都合で動いても，なかなか患者さんの気持ちはついてきません．このことは渡辺だけに限ったことではありませんでした．PTのカルテにも「気難しい性格，自分が気に入らないとへそを曲げて病室に戻ろうとする」などの記載があり，各部門でうまくいっていない状況があったようです．

　病棟ではどの職種も自分の仕事に追われ，自分の仕事のスケジュールを優先して動いています．そうすると，患者さんのところへ行くのは自分の用事があるときだけになりがちです．「はい，リハビリに行きますよ」「検査ですから，起きてください」「血圧測りますね」等々．そうすると，自分の用事が終わったらそこで，次の患者さんに目が向いて後はほったらかし．食堂にお茶を飲みに連れて来られても，リハ室での訓練後にデイルームに置いていかれても，その後声をかけてくれる人は少ない．自分で部屋に戻れる人はいいが，自分で動けない人はしばらく放置されている．そんなときにこそ声をかけてくれたら，"ちょっと部屋に戻って休みたいんですけど……"って頼みたいのに，"お尻が痛いんですけど"と言いたいのに……．こんなときに声をかけてくれたらいいのにって，思っている人は少なくないように思います．

シーン12-2　担当OTの交代

　担当交代を決めた時点で，主任看護師に同行をお願いして宮崎さんの部屋にお話に行った．そこでいろいろと担当OTがご迷惑をおかけしていたことをお詫びしたうえで，これからの生活を考えるとリハを積極的に行う必要性があること，私を明日から担当OTにしていただきたいことをお伝えした．

　次の日，宮崎さんをお部屋にお迎えに行く．これから作業療法を始めたいことを伝え，痛みを起こさぬよう，怖さを感じないよう，そしてもっている自分の力を発揮できているという自覚をもってもらうように細心の注意を払い❹，起き上がり・移乗動作の確認をしながら，車いすに移乗してもらう．「まだ起き上がるのも大変で，辛いでしょう？　起こしてもらうときに，かなり怖くありませんか？」と宮崎さんに尋ねると，「怖いよ．うまくできないし……」と答えてくれる❺．

病棟廊下で立ち上がりや立位保持の評価を兼ねて練習を始め，そこであらためて方針の確認を行う．「歩行の練習を早期に開始すること．車いすへの移乗動作を安定させて，トイレでの動作を楽にすること」を作業療法の目的にしたいとお話しする．そうすると，宮崎さんは「歩く練習より，手足を動かしてもらう練習がいい」と希望を述べられた．詳しく話を聞いていくと，そこでも"怖いから"という言葉が出てくる❻．そこで，「麻痺側の足の筋力をつけて動きを引き出すには，歩く練習が効果的であること．手に関しても練習を進めるが，ただたんに受身的なマッサージのようなことだけでは問題は解決しないこと」などをお伝えする❼．そのときはまだ，あまり視線を合わせず，積極的に行おうとする態度はみられなかったが，ワイピング動作などを誘導して一緒に行うと，自発的に動いてくれた．また自分の感じている症状について少しずつ教えてくれた．そのときのぼくのカルテには"内面にある（と印象を受ける）意欲を支持的に関わりながら引き出していく．話をよく聞いていると，自分からいろいろな話をしてくれる"と記載してあった❽．

　数日後には作業療法でも歩行の練習を開始する．自分の力で脚を振り出せていることを感じてもらえるように誘導すると，"自分の力で脚を出している感じがする"と意欲的に取り組まれた．担当を交代して1週間後には，看・介護スタッフの介助でトイレでの排泄が可能になった．看護カルテには「けっこうできるようになって，身体がシャンとしてきた感じがするよ．これも訓練のおかげかな」とトイレ場面で発言❾と看護師が記載しており，介助量もかなり軽減されていた．その結果，失禁は減り，尿意を訴え日中トイレで排尿できる回数が増えた．

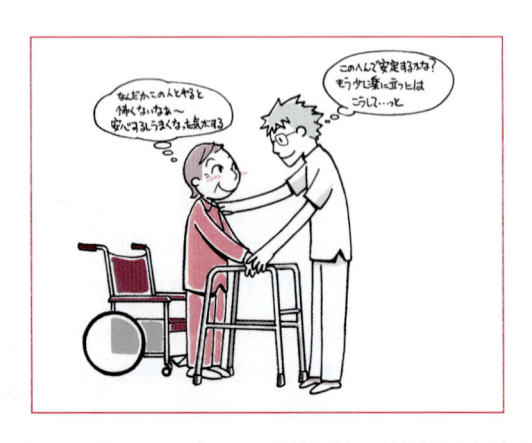

> 覗いてみた頭の中身

❹ **これから作業療法を始めたいことを伝え，痛みを起こさぬよう，怖さを感じないよう，そしてもっている自分の力を発揮できているという自覚をもってもらうように細心の注意を払い**

　起き上がりや移乗の場面で心がけていることは前のシーンで解説しましたが，特に初めての場面では細心の注意を払います．ここで失敗体験を与えてしまうことなく，逆に自分が楽にできるようになる感覚をもってもらえたり，安心してできることを実感していただくことが第一歩です．バランスが悪かったり動作が不安定な方は，何をするにしてもうまくいかず，怖い思いも悲しい思いもたくさんしているので，最初に安心して動作ができることを実感してもらうことが，その後の関わりに大きく影響すると考えています．

❺ **「まだ起き上がるのも大変で，辛いでしょう？　起こしてもらうときに，かなり怖くありませんか？」と宮崎さんに尋ねると，「怖いよ．うまくできないし……」と答えてくれる**

　臨床実習に来た学生さんなどは，初期評価の際に決められたように問診し，患者さんの希望や困っていることを質問します．でもなかなかうまく聞き出すことができませんよね？　障害が重たい方ほど簡単には聞き出せない．寝返りや起き上がりができていない方に，「今困っていることは何ですか？　希望はありますか？」と聞くとき，無意識に「自分で起き上がれるようになって，ちゃんと座れて車いすに移れるようになりたいです」と答えてくれるのを期待していませんか？　そうすると，「特に今は困ってないね……」と言われた場合，"この人は障害を理解していない"と思い込んでしまったり，また「一人で歩けるようになって，早く帰りたい」と言われると，"まだ障害の受容ができていない"と誤った判断をしがちになると思うのです．特に脳卒中後の片麻痺の方は認知機能も低下しやすいし，自分が置かれている状態をうまく整理できていない方が多いのは皆さんも知っていることです．困っていることを言葉として自分からうまく表現することが難しい方も多い．でも相手の立場に立って一緒に動作を行っていると，いろいろと引き出すことができることも少なくはあ

りません．「起きるのが大変ですね？　怖いでしょう？」とか，「このときに痛みが出るんですよね？」と相手の状態をよく観察していれば，気づけることは多いと思います．そこをこちらが具体的に言葉にして聞いてみると，「倒れそうな感じがします」とか，「そうなんです．このとき痛いんです」とか答えてくれる．相手がうまく言葉にできない部分，気づけないでいる部分を理解してあげて，言葉として伝えて，その問題にその場で対処することが，患者さんから信頼を得るために必要なことだと考えています．

➤ ❻ **「歩く練習より，手足を動かしてもらう練習がいい」と希望を述べられた．詳しく話を聞いていくと，そこでも"怖いから"という言葉が出てくる**

&

➤ ❼ **「麻痺側の足の筋力をつけて動きを引き出すには，歩く練習が効果的であること．手に関しても練習を進めるが，ただたんに受身的なマッサージのようなことだけでは問題は解決しないこと」などをお伝えする**

　治療目的を丁寧に説明することは最低限必要ですよね．最近はインフォームドコンセントの実践がどこの病院でも当たり前になりました．でも自分や家族が病気になって病院に行くと，最近はどこの病院でも懇切丁寧に，治療の方針やリスクについて説明してくれますが，"その説明は，私たちのためにしてくれているのですか？　それとも，自分たちが責任を背負いたくないから同意を得ておくために説明しているのですか？？"と聞きたくなるような経験をすることがあります．マニュアルどおりで相手を想っての説明には聞こえないからです．多くの患者さんは，ぼくみたいにひねくれてはいないから，素直に聞いてくれていると思うのですが，自分でも説明を本当に納得していただいているのかと考えると，自信がもてないことも少なくありません．宮崎さんの場合にも，こちらの考えを押しつけてしまわないように配慮しました．そして，希望として述べられたことの裏にある気持ちを受け止めるように心がけたことで，これまで立位動作の中で，怖い思いをしていたのではないかと推測し，移乗の場面などで安心して動作が行える経験をしていただき，信頼されることを意識して関わりました．

「患者さんを理解する」「患者さんの立場に立って」等々，基本的な医療職の意識はこうですよと，学生のころから耳にタコができるほど耳にしていると思いますが，最近特に"難しいよなぁ～"と感じます．ある程度経験を積んでくると，そこそこの患者さんを経験し知識も積んで，自分の引き出しの中にある患者さんのパターンに当てはめてみてしまいがちになる．そこで勝手に勘違いして対応していると"いつかぼくにも天罰が下るのでは？"と思うときがあります．"○○ですよね．だから○○しますね"と自信満々に患者さんに伝えると，"いいえ，違います""それはイヤです"と反論してくれる方はいいのですが，患者さんの中には仕方なく"2歩も3歩も引いてくれている方が多いなぁ"と感じています．説明するときにはそんなことも考えながら，ちゃんと納得していただけるようにお伝えすることを意識してください．

❽ そのときのぼくのカルテには"内面にある（と印象を受ける）意欲を支持的に関わりながら引き出していく．話をよく聞いていると，自分からいろいろな話をしてくれる"と記載してあった

　患者さんの本音なんて，簡単には引き出せないと思います．宮崎さんは特に寡黙で渋めの老人．釣り好きを物語るように，日焼けした肌に顔には深い皺が刻まれ，ちょっと見た目は怖い感じさえ受ける．ただ，あまり表情を変えてくれなかった宮崎さんのワイピング動作を誘導しながら横顔を見ていたら，ある瞬間から目に力が入ったように感じました．なかなか動かしてくれなかった身体と上肢が少し協力的な動きに変わり，少しずつ自分で動いてくれるようになった……たぶんそんなことがその日の場面で印象に残り，カルテを書いたように覚えています．"何となくだけど……いけそうな気がする，やれそうな気がする"．根拠のないインスピレーションです．だけど，そこに敏感でいることが大切だと思います．

❾ 「けっこうできるようになって，身体がシャンとしてきた感じがするよ．これも訓練のおかげかな」とトイレ場面で発言

　その後の宮崎さんは意欲的に取り組まれました．少しずつ自分でできることを自分で確認できるようになったことが自信につながり，それに合わせて看護スタッフもうまく生活の中で関わってくれたように思います．ぼくたちの仕事

は，劇的な改善を実感していただけるものではありません．痛み止めの注射一本，薬一粒のような即効性はないし，手術して"悪い部分は全部取れました"というものでもない．毎日の積み重ねの上に成り立っていると思いますが，毎日の積み重ねのためには患者さん自身の気持ちも，一緒に関わるスタッフの協力も欠かせない．そこが醍醐味だと思うと楽しく思える．患者さんに自信や勇気をもってもらえると，大変だったことがうまくいき始める．"シャンとしてきた感じがするよ"．自分で何らかの改善を自覚してもらえるように関わることが本当に大切なんだと思います．

　宮崎さんは，ぼくが担当して1カ月も経過しないうちにご兄弟が住むある県に転院されました．入院早期に，兄弟から「自宅近くの病院に移させていただき，そこでリハビリを続けさせたい」というご希望があり，回復期リハ病棟へ転院してリハを継続できるように，早期に転院の準備を進めた結果です．"今のまま次の病院に行っても大変だから，ここにいるうちに何とかトイレには行けるようにしておきましょう"と，宮崎さんと看護師とぼくの間では約束していました．その約束に応えるため，自分でできることを少しでも実感してもらい，リハビリをすることで回復できる部分を見つけ，前向きな気持ちをもってもらうことが大切だと思い関わりました．退院されるときに「向こうに行っても頑張るよ!!」と言ってくれたことが，ぼくにはとても嬉しかったことを覚えています．

☕ コーヒーブレイク
担当指名制度

　OTジャーナルに「覗いてみたい……」を連載している間，数名の方から感想や意見をいただきました．企画では"新人OTや学生さん向けに，わかりやすく書いてください"と依頼され，ぼくも新人OTに役立つことを目標に書いてはみたのですが，意外と経験10年前後の中堅の方々から反響が大きかったように思います．

　「そうなんです，うちの新人も同じ感じで，何度注意しても伝わらないんです」「私だけが，周りをみてイライラしているのではないことが

わかり安心しました」「やっぱり，ちゃんと伝えて教育しないといけませんね」……等々．どうも注意しても，助言してもなかなか行動を変えることが難しい方が少なくないようで，心ある方のほうが，何度も同じことを言わなきゃいけないことに，ストレスを感じている場合が多いようです．「そんな奴は，そのうち痛い目に合わないとわからないから，ホッタラカシにしておけば……」と思っても，臨床では担当されている患者さんが一番迷惑を被るから，そうもいかない．きっとやる気もあって，学びたい気持ちがある人は，自分から行動して学んでいけるから，見守っていれば済むのでしょうが，問題意識に欠ける人は，指導してもうまく伝わらなくて周りにいる人のほうが困ってしまう．

　以前は病院に勤務するOTの多くは，個人担当制でした．患者さんが入院から退院するまで，そして外来で通われている間も，ずっと最初に担当したOTが関わることが多かったように思います．それが最近は土曜・日曜もリハを行うようになり，主担当・副担当の制度ができたり，病院によっては複数担当制として，数名のチームで患者さんを担当するように変わってきました．その中で，自分を省みる機会ができることで，上記のような問題も多少は改善されてきているように思います．

　美容院や自動車教習所では以前から，担当者を利用者側が指名する制度があります．最近はペットの美容院まで担当指名制を採っているところもあるようです．病院でも入院された患者さんが，何人かのセラピストに「私は○○を○○の目的で行いたいと思います．そうすると１カ月後には，○○ができるようになると思います．退院時には○○の状態になるようにさせていただきたいと思います」と説明を受け，一番気に入ったセラピストを指名するようになったら，不良なセラピストは淘汰されて減るのかなぁ〜などと，ぼんやり考えることがあります．そうなったら，あなたは生き残れそうですか？　そんな時代は，ぼくが臨床をやっている間には来ないと思うのですが……まだまだ若いセラピストさん，「将来はわかんないよ‼」．そうなってから努力しても遅いし，そんなことにならないようにみんなで頑張りましょうね．

シーン 13

認知症の患者さんへの対応

　高齢者が人口に占める割合は年々増加し，それに伴い2005年で170万人といわれる認知症高齢者も，わずか10年後の2015年には250万人になると推計されています．さて皆さんは，「認知症になっても安心して暮らせる町づくり100人会議」のことをご存知ですか？　もちろん（社）日本作業療法士協会も，多くの賛同団体の一つです．そこでの「100人会議宣言」の中に，「わたしたちは，認知症を自分のこととしてとらえ，学びます」「わたしたちは，認知症の人の不安や混乱した気持ちを理解するように努めます」という言葉があります．詳細はホームページ等でみていただきたいのですが，2009年度の到達目標には「認知症について学んだ住民等が100万人程度に達し，地域のサポーターになっている」ということが挙げられているのですから，OTである私たちはより深い関心と知識をもって，サポーターになっている必要があると思います．

　今回は認知症患者さんへの対応ということをテーマにしました．事例はうつ症状も伴っていた方です．回復期リハ病棟に脳血管障害で入院される方の中には，認知症やうつの症状を有する方も少なくはありません．「積極的（？）リハビリテーション」「通常の（？）リハプログラム」にのりにくいこのような患者さん方は，回復期の中では下手するとどこかで"厄介もの"のレッテルを貼られてしまうような気がするのですが……皆さんはどのように感じていますか？

事例紹介

■ 吉本光江さん（仮名）．70代，女性．
診断名　脳出血（左後頭側頭葉），右片麻痺．MRI上，両側の大脳基底核など

にも多数の小梗塞病変を認めた．

現病歴　2005年11月発症．発症から第35病日目に当院回復期リハ病棟に入院．最初のシーンは入院から6日目，第40病日目である．

生活歴　地主の家に5人兄弟の末子として育つ．女中もいるような裕福な生活であった．25歳で見合い結婚．結婚後はご主人の家の家業である商売を手伝うことが忙しく，かなり苦労した生活が続き，神経質・引っ込み思案の傾向になっていた．子どもは2人．長男夫婦と同居中であった．2005年4月にラクナ梗塞．その後うつ的になり食事量が減少し，日中も椅子にじっと座っていることが増えた．夏ごろからは認知症の症状がみられ始め，夕食の献立が決められなくなり，買い物に付き添っても何を買っていいのかわからなくなる．炊事を嫁が促してみても，調味料の場所がわからず，味覚も混乱するなどの症状がみられ，精神科に通院中であった．9月に夫が心不全となり，心臓の手術を検討している段階で癌が見つかり，手術は困難と判断されていた．今回，夫の受診のために出かけた病院で脳出血を発症した．

現　症　左片麻痺は軽度でBr-stageはⅤ-Ⅴ-Ⅴ．ADLは，起き上がり中等度介助．歩行はふらつきが多く，介助が必要であったが，本人に歩く目的があるときはベッド柵を乗り越えて歩き出そうとすることもあり，転倒する危険性が高かった．入院時の食事は，自力摂食が1～2割で残りは介助を受けて食べていたが，食欲はあまりなく栄養状態は不良であった．尿意の訴えはなく，前院ではバルーン留置で当院転院前日に抜去したばかりで失禁状態．便意も伝えることができず，オムツ内で失便．失便するとトイレを探して歩き出すことがあった．トイレに誘導しても，使用したトイレットペーパーを便器内に捨てることができず，便器の周囲に投げてしまう状態．歯磨きや更衣動作も混乱が多く，セルフケアはほぼ全介助の状態であった．高次脳機能面では，うつ症状と認知症に加え，表出は内容の乏しい流暢な発語であることが多く，失語の症状もみられたが詳細はわからなかった．また見当識障害，記憶障害は重度と思われた（改定長谷川式簡易評価スケールは評価不能）．不安感が強く，活動性はかなり低下していて，日中も離床を拒み臥床していることが多かった．

シーン13-1　作業療法誘導時の対応

　吉本さんの作業療法予定時間．バタバタと忙しく患者さんの間を飛び回り仕事をしていたけれど，ここでひとつ深呼吸して吉本さんの部屋に入る．「こんにちは」とやさしく声をかけながらベッドを見ると，こちら向きに身体を丸くしてベッドに横になっている吉本さんと目が合う．「いかがですか？」とベッドの前に **チョコンとしゃがんで，顔を見つめる❶**．あまり表情を変えない吉本さん．最初は起き上がることにも拒否を示した吉本さんだったが，入院から6日経過し，ぼくが危害を加える怖い人でないことは，何となくわかってもらえている気がした．**「そろそろトイレに行きましょうか？」** と声をかけると，**自分から布団をはいで起き上がろうとしてくれる❷**．

　トイレに誘導し，無事排尿できると手を洗ってもらう．ぼくはそこで吉本さんの部屋から持ってきた吉本さんのブラシで髪を梳かす．髪をきれいに整えた後，洗面所を出る吉本さんの後を黙ってついていくと，吉本さんはまた自分のベッドに戻り横になろうとしていた．入院から数日は，このような状態から引き留めることができず，吉本さんはベッドへ直行していたが，このころには **「吉本さん……今日も手にハンドクリームを塗りましょうよ」** ❸と誘うと，OTコーナーまで一緒に来てくれるようになっていた．

覗いてみた頭の中身

❶ チョコンとしゃがんで，顔を見つめる

　"チョコンとしゃがむ"のチョコンは，ぼくの中のイメージです．40オヤジがカワイコぶっても仕方がないのですが，押し売りのように厚かましくなく，"今日もダメかなぁ〜"と不安がるのでもなく，適度な距離感と親近感を意識して目を合わせやすいように座るというイメージです．入院当初は，「イヤダ」とか「ヤメテ」「モウイイ」「カエロウ」など，意味のある言葉の表出は拒否的なことがほとんどでした．担当PTは訓練室で歩行能力を高める訓練をするために，理学療法室への誘導を何度も試みては失敗に終わり，カルテには「本日

も拒否にて実施できず」と繰り返し記載してありましたが，"OTだからそうもいかんだろう……何とかせねば！！"と誘いに行って拒否されても，しばらくそこでのんびり話をしていました．それは"とりあえずその場で話ができればいい"と思っていたからです．曇った硬い表情が少しほころべばいい．このような時期に"こいつは敵だ……とか，無理なことを言う人だ"と思われたら，その後の関係づくりが大変です．起き上がることには拒否を示しても，ベッドサイドでの会話には意味が通じないながらも，うなずくぼくにいろいろと吉本さんは話をしてくれました．

❷「そろそろトイレに行きましょうか？」と声をかけると，自分から布団をはいで起き上がろうとしてくれる

　吉本さんは入院直後，布団にもぐりっきりでしたが，失禁すると自ら起き出しトイレを探して歩き出そうとすることが数回ありました．看護サイドでトイレの時間誘導を行っていたので，ぼくもそこに協力しながら吉本さんに関わり始めようとしました．「訓練の時間ですよ」と誘っても起き上がってくれるわけもないのですから，そこは雰囲気を感じながら誘い出すしかない．そのときに，"今から，何をしようとしているのか"を，相手にわかる言葉と内容で伝える必要があるのだと思います．吉本さんは排尿の誘導には応じてくれたので，そこをきっかけにしました．そしてトイレの後に手を洗うことや，ボサボサに乱れた髪の毛を，美容師になったつもりでブラシを使い，きれいに梳かしてあげることから関わりをもちました．きれいになると，鏡の前の吉本さんの硬い表情が少し明るくなりほころびます．そんなことを大切にしたいと考えました．

　うつ状態にあり，認知症である吉本さんには，看護師を中心としたチームとしても，まずは落ち着いた生活をつくるための援助を行い，環境の変化による不安を軽減することを意識していました．最初は落ち着いて暮らせることから始めないと，何ものってくれないのは皆さんもよく知っているとおりです．

❸「吉本さん……今日も手にハンドクリームを塗りましょうよ」

　トイレの後，手を洗う吉本さんの手元を見ていたら，肌が老人性の乾皮症でガサガサであることに気づいて，ぼくはその手をきれいにしたいと思いました．

トイレに誘導し髪を梳かした後で,「吉本さん手がカサカサになっちゃいましたね.クリームを塗ってすべすべにしましょうよ」と誘うと,患者食堂の奥にあるOTコーナーまで来てくれました.そこで腕全体を自分で洗ってもらって,ハンドクリームを塗ることを当面の活動として選択しました.二日,三日とハンドクリームを手の甲や前腕につけることを毎日繰り返していると,最初は介助でぼくが丁寧に塗りこんであげる必要があったのが,徐々に自分できれいにクリームを使えるようになり,6日目のこのころには吉本さんの腕はずいぶんすべすべになりました.気持ちの良い体験を共にすることができたことが,吉本さんに受け入れてもらえることにつながったのだと考えています.ある日家族が作業療法中に面会に来られたときに,吉本さんは家族にぼくのことを「コノヒト　キレイニシテクレル……」と紹介してくれました.

シーン13-2　OTで行った活動の紹介

　お迎えに行くと,「キテクレタノ……?」と吉本さんは,少し笑顔をみせてくれるようになり,そう言いながらくるまっている布団をどけて,自分から起き上がり,靴を履いてくれるようになった.ときには全然起き上がろうとしないこともあったけれど…….歩行はまだ少しふらつくこともあったが,少し離れていても大丈夫なくらい安定した.トイレに行き,髪はブラシを渡すと自分で梳かし,OTコーナーで手を洗いハンドクリームを自分で塗る…….問題はその後の活動だった.なかなかその他の作業を行うことは難しかったが,1カ月くらい経過したころには自分の衣服をたたんで,部屋に運び整理だんすの中に片付けることを活動として行っていた❹.またときには面会に来られた娘さんを伴って,一緒に屋外の散歩に出かけたり,家族が持ってきてくれた愛犬2匹の写真を,ベッドサイドに飾るため台紙に貼る作業を行う❺など,ぼくとは何とか一定の時間を一緒に過ごしてもらえるようになった.またある日はOTコーナーでほかの患者さんが調理をしていたので一緒に見に行ったところ,ほかの患者さん方と共に試食に参加することができて,吉本さんはお好み焼きを「オイシイ」と言って全部食べることができた❻.部屋に帰る時間は吉本さん任せにしていることが多かった.帰るときは部屋まで見送り,「また来ますね……」と伝えると「アリガトネ」と手を振ってくれるようになった❼.

> 覗いてみた頭の中身

❹ **自分の衣服をたたんで，部屋に運び整理だんすの中に片付けることを活動として行っていた**

　はじめは戸惑っていた服をたたむ動作も，もともと几帳面な性格だったようで，きれいに丁寧に行えるようになりました．もちろん手順の半分以上はぼくが行い，吉本さんができることだけを協力してもらえるように関わりました．そのようなことができるようになると，ほかの患者さんが使っているエプロンをたたんでくれるなど，活動の幅が少し広がりました．

　活動の選択にはとても悩みました．きっと認知症の方をたくさんみているOTの方からすると，ぼくの持ち駒はとても少ないし，アプローチも稚拙かなと感じています．認知症の患者さんへの対応は，現在回復期リハ病棟で働くぼくにとって，多少苦手意識があります．時間のやりくりが難しいこともあります．でもその中で意識していたことは，自分のペース・都合で動かないこと，そして"何か訓練をしなくてはならない"という感覚にとらわれないようにしたことです．無理強いは心理的な負担を与えるだけですから，吉本さんをできるだけ受け入れる気持ちをもつよう心がけました．そして慣れない環境の中で困惑していることに対して，"困っていることが多いだろうけど，ぼくに手伝えることがあれば何でもしますよ"ということを，言語的にも非言語的にもできるだけ伝えるようにしました．

❺ **一緒に屋外の散歩に出かけたり，家族が持ってきてくれた愛犬2匹の写真を，ベッドサイドに飾るため台紙に貼る作業を行う**

　対象者が重度の認知症で「訓練できないから」と，安易に車いすに乗っけて散歩に連れ出すことはありませんか？　もちろん外に出て散歩すること自体が気晴らしになるなど，心理的に快適な効果が大きいとは思います．OTであれば，そこでの効果を考えながら出かけているはずだと思うのですが，よくよく観察していると自分の"間"がもたないから"散歩"を選択しているのではないかと思えることがあります．一つでも嬉しいことを一緒に出かけて発見できればいいのですが……これを読んでくれている読者なら大丈夫ですよね？　図

図1　散歩で取ってきた柿を皆のためにむいてくれるAさん

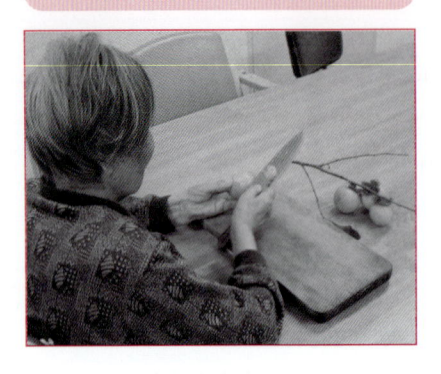

　1は別の認知症患者さんなのですが，散歩の途中に見つけた柿の木から（こちらは柿の木に柿がたくさんなっているのを，もちろん知っていて出かけるのですが），柿をもぎ取り病棟に戻って皮をむいてもらっている場面です．その柿をほかの方々と一緒に食べてもらう……そんな"今日の散歩にまつわるストーリー"を考えて散歩も行えるようになりたいなと考えています．

　ある日には，家族が持ってきてくれていた，"愛するワンコ"の写真を見ながら，それを部屋に飾るために台紙に貼る作業を行うことにしました．「一緒に作りませんか？」と誘っても，ほとんど何も手伝ってはいただけませんでしたが，出来上がりを部屋に飾ると喜んでくれ，元気がない日はその写真の前で"ワンコ"の話をしながら，家族が持ってきてくれた犬のマスコットをお借りして，しばらくぼくがベッドサイドで遊んでいると，吉本さんの表情が柔らかくなりました．病院の中では，施設に比べると生活をベッドサイドに持ち込むには限界があるかとも思いますが，無機質な環境の中ででも，できるだけその人らしい落ち着く環境をつくる必要があると思います．

❻ 吉本さんはお好み焼きを「オイシイ」と言って全部食べることができた

　入院時は食欲がなく，必要な栄養摂取ができていなかった吉本さん．食堂へ出てくることも拒否してしまう状態であったため，最初の1週間は食堂に一緒に行くことも，ぼくの役割としました．その後の栄養管理の面では看護師が中

心になって関わってくれました．最初はおにぎりなら食べそうだと主食はおにぎりにしました．それでもおかずは食べてもらえなかったため，さまざまな高栄養食品を試すと，高カロリー飲料の甘さが気に入ったことがわかり，食事の摂取量が増えるまでは，食事と食事の間に高カロリー飲料を飲んでもらっていました．

　入院から1カ月経過したころには摂食量も少し増え，3食とも半分以上の量を食べることができるようになっていましたが，まだまだ足りない状況でした．でもこのような機会があると食べられます．調理している間の臭い，焼ける音，出来立ての湯気……「シーン3　食事」でもふれましたが，五感を刺激することの大切さをあらためて感じます．

❼「また来ますね……」と伝えると「アリガトネ」と手を振ってくれるようになった

　ぼくは，その日の作業療法が患者さんにとってどのようなものだったかを知るために，終了時の表情や態度をよく観察するようにしています．言葉では「ありがとうございました」と言ってくれても，それだけで満足はしていませんよね？　本心なのか表面上だけなのか，的中しないこともあるかもしれませんが，だからこそ感じるように努力しています．吉本さんが「マタキテネ」「アリガトネ」という言葉を笑顔で伝えてくれるようになったときは，少しほっとして"良かったな"と安心しました．

　吉本さんはその後，グループホームに退院されました．同居されている長男夫婦は仕事をもっており，日中の介護が困難な状況でしたので，自宅への退院はできませんでした．それでも食事が取れるようになり，時間誘導すれば日中の失禁はなくなり，夜間も11時に一度排尿誘導することで朝まで失禁なく過ごせました．また屋内の歩行は独歩で安定しての退院となったので，グループホームで落ち着いた生活を送れる状態になったのではないかと考えています．

　認知症の方の妄想の世界や，生きている世界を「共感」することの大切さはわかってはいるけれど，ぼくにはしっかり「共感」し，共に時間を過ごす中でそれを理解し，不安や悲しみを少なくしていくことはなかなか難しいと感じています．そのうえ急性期や回復期に入院された認知症の患者さんは，その行動

の多くを規制されてしまいます．だから思い思いの行動を取ることが難しく，そこから認知症の患者さんの行動にどのような意味があるのかをスタッフが観察できる機会も限られているように思います．そんな状況の中ででも，できるだけ，どのような方なのかを知ろうとすること（家族からの情報も含めて）．そして発せられる言葉や行動の背景にあることを，作業を通して理解しようとすることがOTにはできるので，そのような視点で得られた情報を他のスタッフにも伝えていくことが必要であると思います．

　ぼくはできるだけ患者さんに「快」の感覚をもってもらえるように心がけています．これは認知症の方に限りません．「快」の感覚はさまざまな場面で「嬉しい」とか「楽しい」と感じる個人の主観的な心の世界です．作業療法は，他の医療行為と比較すると，その結果が「快」をもたらす他の医療（手術が終わると楽になっている，薬を飲んでしばらくすると症状が楽になる）と異なり，治療自体で「快」の感覚を与えることができるのだと思います．そして結果としても麻痺が改善したり動作ができるようになり，生活に役立つという「快」が得られるわけです．人は「快」の感覚を行動の動機づけにしています．患者さんにおいても同じことで，特に小児の分野や認知症の方々は，快・不快にまさに素直です．味方か敵か，楽しいか楽しくないか，快か不快か……そんな「情」の部分に適切に関わらないで，作業療法の治療的理論を振りかざしてもリハにのれるわけがない．成人や老人の方にも同じようなことがいえると思います．もちろんその裏には，綿密に計画された知識と技術に基づく裏付けが必要です．たんに痛いからと言われて気休めにマッサージしたり，言われるがままに行動していては，OTとして失格だと思います．そしてOTとしての裏付けは懐に秘めておき，患者さんもOTも笑顔で作業を行えることが大切でしょう．さまざまな「快」の感覚を知ることが人を豊かにし，いきいきと生きられるのですから，そんなことを大切にしてこれからもOTを続けていこうと考えています．

シーン14

病棟での協働

　ぼくは中学・高校・クラブチームと，30年くらいバレーボールをやっていました．幸いチームにも恵まれ，それぞれの年代で良い成績を残すこともできたので，アマチュア選手としては幸せな思いをたくさん経験できました．かなり一生懸命にやっていたから肩や膝の故障も多く，大会前には毎回自分が勤務している病院の外来で，痛み止めの注射を打ってもらっていたくらい無理も重ねて試合に臨んでいました（そんな体験を通して，関節内の注射が劇的に効いたりしないことや，肩の夜間時痛を訴える患者さんの気持ちはよくわかるようになりました）．今振り返ると，"チームの連携・協働"などの基本は，スポーツの中でいろいろと学んだような気がしています．"体育会系"の熱い先輩も多かったので，30代になってからも試合の後によく，「お前エースアタッカーなんだから，自己満足のアタック打ってちゃダメだ！」とか，「チームのメンバーがつないでくれて上がったトスは，1本も無駄にするな」「どんなトスでも上げられた瞬間からはお前の責任だ．チームのメンバーや，周りでみている人にも感動を与えられるように打て！」とか，酔っ払った先輩に懇々と説教されました．チームスポーツに心底打ち込んだ経験がある方なら，"ウンウン"とうなずいてくれるでしょうか？　自分で経験していなくてもチームスポーツの観戦が好きな方は，たった1人の小さなミスや気を抜いたプレーで試合の流れが大きく変わってしまうことがわかるかと思います．

　さて，病院では……．医療の世界でもチームの連携・協働が不可欠であること，特にリハビリテーションが「チーム医療」であることは，誰もが知っていることだと思います．だけど，皆さんの周りはいかがですか？　きっと，同じ志で，本当にやりたい人だけが同じ目的で時間をつくって集まっているスポーツのクラブチームみたいには，うまく協働できていないでしょう？　職場にはいろいろな人が集まっている．常に自分のスキルを高め，チームの中で役割を

果たせないとすぐに解雇されるプロスポーツの集団に比べると，何とも甘い集団だと思うのですが……．そんなことを考えつつ，病棟内での看護師との協働について今回は考えてみます．

シーン14　病棟での協働

　病棟の廊下を歩いていると，愛想良く微笑む病棟看護師の村野さんに「ちょっと来て！」と呼ばれる．ぼくだけではなく，わが病棟専従OT小集団（4名）は，看護師から「集合‼」がかかると忠犬ハチ公のごとく「ワンワン」とシッポ振って駆けつける習性❶．「何かご褒美でもいただけるのかな？」と駆けつけると，「外に干した畳を取り込むからお願い」とか，「ステーションにム，ムシが……．取って！　キャー‼」とか，「ストレッチャーに〇〇さんを乗せるから手伝って！」とか，とても嬉しい（?!）用事も多い．たまに真面目な顔して「谷川さん，ちょっとお願いが……」と指名され，昔校舎の裏に呼び出されたときのように，"告白されるのかな？　それとも俺，何か悪いことしたっけ??"と，ドキドキした気持ちで行くと，「K君が担当している〇〇さんは，もう少し移乗が楽になりそうなんだけど，どうして進まないのかちょっとみて」とか「〇〇さんのゴールの設定が屋内歩行なんだけど，あの人なら外も一人で歩けない？　確認してくれる？」等々，後輩OTに対しての要望や相談が舞い込んでくる❷．"ワン"といって，ボールを投げられたワンコが走り出すように確認に行くと，大抵は看護師の言うとおりで，後輩君の指導はぼくの大切な役割になっている❸．

　そんな院内最強（？）看護師軍団の，苦手の一つが重度の患者さん方の移乗動作．ベッドサイドやトイレで，苦労しながら患者さんの移乗をしている場面に出くわすと，「へへへ……どうですか？　大変そうですね～」と冗談で笑ってみせると，「意地悪言わないで教えてよ‼」と頼まれ，「こ～するんですヨ」と忠犬は自慢げにシッポを立てる❹．こんな感じなので，病棟内はいつでもどこでも，ミニカンファレンスの場になる❺．逆に看護師軍団の得意技の一つは，リスク管理を含めて入院患者さんの生活全般を支えること．24時間患者さんの療養環境を整えていることへのプライドと責任感は強く❻，「そこだけは，逆立ちしても勝てないよな～」とシッポを巻いてしまいます．

覗いてみた頭の中身

❶ **看護師から「集合!!」がかかると忠犬ハチ公のごとく「ワンワン」とシッポ振って駆けつける習性**

　これは，新人OTが病棟に配属されると，最初にリーダー犬のぼくが仕込む技（？）の一つです．決して媚びろという意味ではありません．「ケアだろうが，片付けだろうが，虫退治だろうが，何でも役に立つなら動こうよ!!」という気持ちを，病棟で仕事するうえで大切にしたいからです．ときどき研修会などで，他施設の新人さんから「病棟に入るとケアとしてのマンパワーにされてしまうのが嫌なんです」とか，「"ちょっと，ちょっと"と，患者さんにケアワーカーさんと間違われて，訓練中にトイレ介助を頼まれるんですけど……」などといった相談を受けることもあるのですが，「その前にオムツ交換とかの介護はしっかりできるの？」と聞きたくなります．最低限患者さんのセルフケアの介護ができないと，セルフケア改善に向けての指導も，ご家族への介護指導もできないと思うのですが……．OTとしての自分の仕事に自信がもてないうちはジレンマもあるでしょうが，「はじめは雑用でも頼まれるだけありがたいと思えるといいよ」と新人には伝えます．そしてどうせ行くなら「シッポ振って駆けつける」くらい喜んで行ったほうが，頼んだ相手も嬉しいでしょう？　そうこうしながら実践していると，看護師軍団の方々も，こちらの仕事の内容や価値をしっかり認めてくれたうえで「ちょっと！　ちょっと!!」と呼んでくれるようになります．

　大した技術もないのに，肩書きやプライドだけを大きく掲げて，病棟に入って仕事しようとしても，絶対うまくいきませんからね．普通の近所付き合い（最近は死語になりつつあるのかな？）のレベルが基本です．自分の家の前を掃除するのに，ゴミを隣の家の前に追いやったりするようなことをしていませんか？　普通は，気がつけば，ちょっとついでに隣の家の前のゴミも取ってあげるでしょう？　そのうえで，医療の現場では専門性を発揮していけばいい．まずは"患者さんに役立つことなら（直接的にも，間接的にもです），何でもやります"という気持ちが大切だと思います．そこでの小さな仕事がチームに役立ち，それでチームがうまく機能して，チームとしての仕事がうまく回るこ

とで患者さんが幸せになれば十分価値があると思うのですが……．どう思いますか？　そこから専門性は広がっていきますよ，きっと．

❷ 後輩OTに対しての要望や相談が舞い込んでくる

　できるだけ自分の担当以外の患者さんもみるようにしているし，それぞれの患者さんに主担当と副担当をつけて，均一なサービスを実践できるように配慮しています．だけど，ぼく以外は経験3年未満のOTで，まだまだ現場での問題点も多く，なかなか50床の病棟すべての患者さんには目が届かないから，このような指摘は大変ありがたいことです．リハビリテーションの技術的なことは十分に知らなくても，長年リハ看護に携わっている看護師は全体的な患者さんの状態から予後を適切に予測するので，ぼくたちも学ぶところがたくさんあります．逆に看護師軍団も若い看護スタッフを抱えているので，こちらが気づいたり，問題を感じた点は遠慮なく伝えるようにしています．言いたいことを遠慮なく伝えてもらえる関係づくりが大切なのは，皆が知っていることです．だけど口で言うほど簡単にはいかないし，苦労している人も多いと思います．ぼくも"意見ベタ"なので，なかなか思ったことを上手に伝えられないし，伝えようとすると，ついついキツく言ってしまい自己反省することも多い．せめて"聴く耳"だけは，しっかりもっていようと意識しています．今の病棟に勤務して5年，看護師とはずいぶん意見が交換できるようになりました．お互いが意見を言われても腹を立てたりはしませんよ．根底に，「患者さんのために」という思いがあることを信頼しているからね．

❸ 大抵は看護師の言うとおりで，後輩君の指導はぼくの大切な役割になっている

　あらためて述べることでもないけれど，臨床の実践は奥が深い．本当に深い．これまで，ベッドでの起き上がりや移乗，歩行など，ADLの場面で，ぼくがどんなことを考えながら実践しているかを不十分ながらもお伝えしてきましたが，10年，20年経験してきたからこそ，考えて，しかも実践できるようになってきたことがたくさんあります．そして今も日々が鍛錬の場であると考えています．だから，経験数年のOTがやっていることをみると，"まだまだじゃなぁ～おまえ"みたいに感じることがよくあります．そんな新人が自分の能力の

低さを棚に上げて,「プラトーです」なんて簡単に言ったりすると,カチンときて「おまえいったい今まで何人の患者さんをみてきたんじゃ!!」と言いたくなってしまいます.自分の小さな器だけで,患者さんの大切な将来を簡単に決めつけないでください.まずは,一生懸命取り組む姿勢ですよ.そしてきっと,頑張ってもわからないことや,できないことにたくさんぶつかるから,そこで諦めないで自ら周りの先輩に助言を求めることです."えっ? 1人職場ですって??"そんな方は地域の勉強会や,士会の勉強会に行って良い先輩を探してつかまえてください.ぼくの周りを見渡すと,自分で苦労してきた臨床(実践)家の先輩方は,臨床の場面で"困っている"と聞くと,"何とか助けてやる,ガンバレ!!"って感じで熱心に教えてくれる方々がとても多い.高飛車で,ふんぞり返って偉そうにしているOTの先輩ってあまりいないでしょう? これはOTの世界の大きな財産だと思っています.貴重な財産だから使わなきゃ損ですよ.

❹「意地悪言わないで教えてよ!!」と頼まれ,「こ〜するんですヨ」と忠犬は自慢げにシッポを立てる

　左片麻痺でプッシャー様の症状がある方など立位バランスが悪い方,注意障害等,高次脳機能に問題がある方などの移乗動作の介助方法は,看護師の方々にとって難しいことが多いようです.そんなときに役立てるための準備はいつもしておく必要があると考えています.チームで仕事をするには,そのチーム内で自分の役割を果たす必要があります.まずは自分のポジションの役割を認識し,その責務を果たすことが大切.だからそのことに関しては,常に最高の水準を保つための努力を怠らないことがチームに参加するための最低条件です.そして身につけた技術や知識は惜しみなく伝えて役立ててもらう.そのためにはその場所・状況や相手に応じた説明ができることが大切な技量です.病棟のスタッフ皆が,基本動作の介助をうまく行えないと,患者さんの状態を良くしていくことはとても大変な作業になります.**図1**は病棟トイレでの介助が大変な患者さんに対して,どのスタッフもうまく介助できるように実施したお稽古会の場面です.また最近は,"緊急臨時デモする会"(そんな名称はついていませんが……)をときどき行うようになりました.ぼくが患者さんの移乗などをやっていて,その方が病棟看護師にとって普段介助に困っている方だった

図1　トイレ動作介助のお稽古会

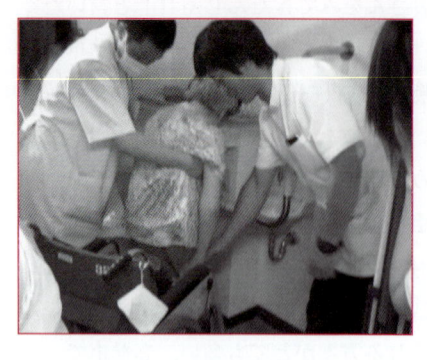

トイレ動作の介助方法を統一できるように，1症例につき1週間毎日行った．1週間という期間は，交替勤務の看護・介護職員が1度は参加できるように設定した

場合，臨時に看護主任が緊急集合をかけ，"プチレクチャー"をその場で行うわけです．わかりやすく，しかもすぐ実践できるポイントを伝えて取り入れてもらうことはとても難しいのですが，それがとても大切なことだと考えています．

❺ 病棟内はいつでもどこでも，ミニカンファレンスの場になる

　回復期リハ病棟の制度ができてもうすぐ6年．「カンファレンスの充実」や，「申し送りへの参加」など，システム的なことはどこの病院でも当たり前のように実施されるようになりました．そして病棟専従であることは「軒下カンファレンス」という言葉に代表されるインフォーマルな情報交換場面を意識的に活用できる体制づくりに役立ちました．チームのメンバーの協働がうまくいっているときは，このようなインフォーマルなカンファレンスが良く機能していて，病棟内のいろいろな場面で情報交換を頻回に行えるようになり，正式なカンファレンスを行う前に，すでに各メンバーの役割や方針はおよそみえています．カンファレンスが無用に長引いたりするときは，そのチーム内におけるメンバーのコミュニケーションがうまくいっていないことの表れだと思います．

❻ 24時間患者さんの療養環境を整えていることへのプライドと責任感は強く

　一昔前のリハビリテーションは，立て前ではチーム医療を重要視しながらも，

実際にやっていたことは結構分業体制だったように思います．PTは理学療法室で下肢と基本動作，OTは作業療法室で上肢と応用動作，STは言語療法室で言語機能，看護師は病棟でリスク管理と生活というイメージで簡単にくくられていた．だからお互いの仕事にあまり干渉もしなかったし，突っ込みたくても突っ込みにくい状況が多かれ少なかれあったように思います．もちろん例外の病院もあったでしょうが，大抵はそうだったように思えるのです．それが回復期リハ病棟ではいきなり「病棟で協働を!!」なんて掛け声かけられたから，最初は戸惑うところも多かったのではないでしょうか？　一緒に生活（仕事）するのですから，まずは相手のことを知らないと始まりません．長所・短所を知って，それを認め合い，相手が得意なところはしっかり学ぶ．それぞれの職種が何を大切にして，どういう仕事をしたいのかを理解しておく必要があると思います．幸いぼくの職場の回復期リハ病棟の看護師は，責任感が強く，その分ダメな部分には手厳しい．「リハがどんなにしっかり頑張ってもそれだけでは不十分で，私たちが生活の中で患者さんと共に実践しているからこそ，患者さんたちは前向きに生活の向上に向けて頑張れるし，回復していくのよぉ～」と自信満々に言ってくれる．頼もしいなぁと思います．もちろんOTに対してもたくさん期待してくれている．繰り返しになりますが，やっぱりお互いの価値を認め合う，そのためには他職種に尊敬される仕事を積み重ねていくこと……そうすれば，当たり前のように連携できて協働できるように思います．あなたは尊敬される仕事していますか？

　医療職を志して，資格を取り，医療の現場で働いている人々は，それぞれの仕事が好きで，チームのメンバーと協力し，患者さんの役に立とうとする気持ちを，心のどこかに持ち合わせているはずです（そう信じたい）．でもだからといって，皆がそれをきちんと行動に移せているかというと，そうは思えないことも多い．自分では頑張っているつもりの人も，周りでもっともっと頑張っている人からみると，不十分に思われたり，イライラされていることがあるように思います．自分がチームの中でどのようにみられているかを客観的に捉えておくことが大切ですよ．そしてチーム医療の重要性は皆が知っていることだけど，仲良く楽しく働くための「協働」ではなく，患者さんが身体も心も元気になるための「協働」は，メンバー全員がたくさんの汗を流さないと簡単には

つくれないものだと思っています．皆に聞けば，チーム医療の大切さや，病棟で協働してADLに関わることの意味をちゃんと答えることはできる．新人や学生が見学に来ると，そんなことを偉そうに説明しているくせに，実際の行動は伴っていなくて"おまえ普段そんなことできてないだろ～"と，その場で突っ込みたくなるスタッフもいるのですが，そういう人ほど自分がみえていないものです．ぼく自身も実はたくさんの反省点があります．元来わがままだし，あまり協調性がないほうなので，一見職場では話しかけにくいと指摘されます．患者さんの前では笑顔なのですが，それ以外の場面では忙しそうに走り回っているし，頭の中がイッパイイッパイになっていることが多いから，近寄りがたい雰囲気もかもし出しているようです．それでも一生懸命悩んでいる姿をみると，何とかしてあげようと救いの手を差し伸べたくなるのですが，そうではなく熱意が感じられないセラピストには許せない気持ちが先にたってしまい，怖そう顔してにらんだりして……．まだまだ未熟さを感じることもしばしばです．

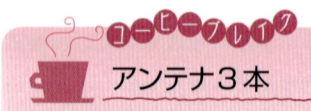

コーヒーブレイク
アンテナ3本

　携帯電話の待ち受け画面にアンテナ3本．連絡を待っているときに，これが1本になると不安を感じるなんて，これも悲しい性になりつつあります．

　仲間と話していて「OTらしさって何だろうね？」という話題がときどき上がります．そんなときによく使われるのが"気づき"という言葉．「気づきって大切だよね」「そう，気づきが必要なんだよねぇ」と年寄り（?!）の会話が続き，「必要な場面でアンテナが1本しか立ってない奴がいるよね……」ということになる（なかには"圏外"表示の方もいるようです）．

　"気づく"には"気がつく．他人から教えられたりせずに，自分の心で感じ取ること"という意味があります．患者さんを病室に迎えに行き，いつもの表情との違いに気づく（何かあったかな？）．ゴミ箱にティッ

シュペーパーのゴミが多いことに気づく（風邪ひいたかな？），使っているタオルが汚れていることに気づく（洗濯してもらってないな？），移乗するときに下着が背中から出ていることに気づく（誰だ，トイレ連れて行ったの？）……臨床はこんなことの連続ですよね？　廊下に落ちているゴミに気づく（ちょっと待て，自分の家なら拾うよね？），重そうに何か運んでいる介護職のオバチャンに気づく（お手伝いしようよ）……チームで働いているのですから，誰かの仕事をちょっと手伝うことで全体がうまく回ります．そして，目の端に入るだけとするか，行動に移すかの差が気づきの先にあります．

　県士会で研修会を運営したりしていると，集まってくれた若い方々の中には，積極的に手伝いを買ってでてくれる人がいます．机や椅子を片付けていると，いつの間にか何人もの人が手伝ってくれている．だいたい決まった人だったり，一定の職場の若い人だったりするので，そんなときは"きっとあの病院は，いい作業療法を提供しているんだろうなぁ"と想像できます．周りの状況と自分の状況を理解し，その場で瞬時に自分の取るべき行動を考えて，すぐ行動に移せる．わからなければ聞くことができる．きっと自分の感度を上げれば，みんなが出来ることだと思います．プライベートの大切な場面だけで感度を上げているか，仕事の場面でも感度を上げているかの違いだと思うのですが，アンテナは3本立たせて働いてほしいと思うのです．

シーン15

退院後の生活を知る
元気でバリバリ主婦をしている片麻痺ママ

　これまでいろいろと偉そうなことも書きましたが，最後はぼくの弱点の話をしましょう．弱点……それは，在宅リハ，地域リハの知識や経験がとても少ないことです．あえて弱点の告白を試みたのは，自分自身の今後の課題であると思っているからです．

　ぼくは，リハの学校を卒業して最初の2年間は，地元の精神科に勤務していました．その後，縁あって静岡県の慶應義塾大学月が瀬リハビリテーションセンターに勤務し，身体障害の作業療法を12年間学ばせていただきました．そして2000年の4月から現在の職場に勤務して6年．OTとしての20年間は，振り返るとあっという間でした．月が瀬リハビリテーションセンターに勤務してから，平均すると毎週1人は新しい患者さんを担当していたと思うので，少なくとも年間50～60名，きっと通算で1,000名くらいの方を担当させていただいたはずです．今のぼくは，この1,000人ほどの方々から学ばせていただいたことの上に成り立っています．そんな中で一つ後悔しているのは，この1,000名ほどの方々とのネットワークがとても少ないということです．退院後のフォローアップの重要性は重々知りながら，目の前の対象者の方で精いっぱいになってしまい，退院された方々の状況を知るための努力をあまりしてこなかった……．そして地域の中で活動する場を作ってこれなかった．それでも幸運なことに，そんなぼくに対しても，10年以上近況を毎年年賀状で知らせてくれる方が数名いらっしゃるし，"近くに来たから"と職場に顔を出してくれる方もいます．そんな方々の中から，今回この本の執筆のために，一人の方を訪ねてみようと思いました．最後のシーンでは，その方のお宅を訪問させていただいたときにみたこと，感じたことを書いてみます．

> 友人紹介

■ 田原温子さん（仮名）．30代，女性．
1999年，3番目の子どもさんを出産されたときに脳出血を発症．約3カ月のリハの後，自宅に退院．退院時はプラスチック短下肢装具を装着して歩行は屋外も自立．麻痺側の左上肢は廃用手（と，ぼくは思っていたはず）で，Br-stageで評価すると上肢Ⅳ，手指Ⅲ，下肢Ⅳ．現在はご主人のご両親と，ご主人，11歳，10歳，7歳の3人の子どもさんと生後1カ月の子犬君の7人と1匹で生活されている．電話やメール，年賀状での交流はあったが，お会いするのは7年振りであった．

シーン15　退院後の生活を知る—元気でバリバリ主婦をしている片麻痺ママ

　約束の時間に玄関のチャイムを鳴らすと，「こっち，こっち」と田原さんの声が2階から聞こえる．「こっちの階段から上がって」と指で示された階段は，後付けされた外階段（図1-a）．その階段を見てビックリ．何だこの急階段?!　と恐る恐る階段を昇る❶と，田原さんと生後1カ月の子犬君が迎えてくれる．「まぁ座って！　久しぶりです！　元気ですか?!」と，元気な声❷．あれから7つも歳をとったとは思えない元気さ．「どうもご無沙汰してしまって……」と畳に座って，お互いの近況報告をした後，「本の執筆のため，どうかひとつここは協力を頼みます」と電話で説明していた内容をあらためてお願いする．話をしている間，子犬がカーペットの上でおしっこをしそうになり，「そこはダメよ，こっちでネ……」と子犬をトイレに誘導したり，急に雨風が強くなり開け放たれていた窓やドアを閉めに行ったり……主婦はなかなかじっとしていられず，立ったり座ったり家の中を機敏に歩き回っている❸．

　家事動作をどのようにやっているのかを知りたいからと，いくつかの動作を実際にみせてもらう．田原さんは「洗濯物干すのは簡単でしょう？（イエイエそれはなかなか難しい）．洗濯はさみで干すときは，こうやって小指と薬指で洗濯物を挟んで，親指と人差し指で洗濯はさみをこう持って，こうで〜す」としゃべりながら一瞬で取り付けてしまい（図1-b），こちらのビデオカメラの準備も間に

合わないスピード❹．台所に立って茶碗を洗ってもらっても早いし，まな板の上でキャベツを千切りにしてもらうと，麻痺手を固定にうまく使っていてビックリ（図1-c）❺．そのまな板をみると，片手調理用に金属のピンが刺さっているまな板を逆さまに使っている．「……えっ？　それ，退院前にぼくが勧めて買ってもらったまな板？」と聞くと，「そうそう，この釘邪魔だから，反対向きにして裏側を使ってるの‼」❻とあっけなく言われ，「大変申し訳ありませんでした」と深々と頭を下げお詫びする．「普通のもので全部何とかなっちゃうのよ……ハハハ」と言われながら，逆さまのまな板をよく見ると真ん中が湾曲して7年使い込んだことが一目でわかる（図1-d）．「爪切りは体育座りして足で爪切りを使うの（図1-e），ボタンをつけるときもこうして座って足で布とボタンを押さえれば片手で縫えるでしょ？　……私，何でもできるから，何にも困ったことないのよ……ハハハ」とまた笑われる．「患者さんに，もっと何でもやらせなきゃダメよ．やってれば何とかなるのよ‼」と言われ，"確かに病院では経験させることが少ないよなぁ"と反省させられた❼．

図1　田原さんの日常生活

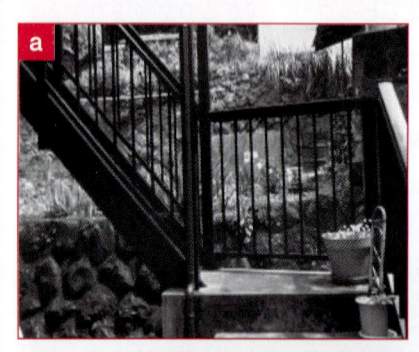

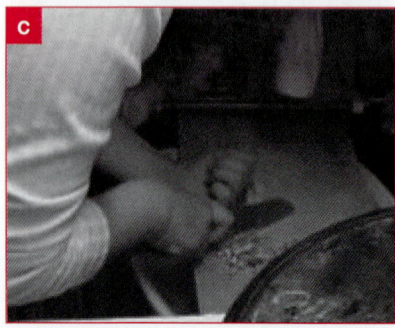

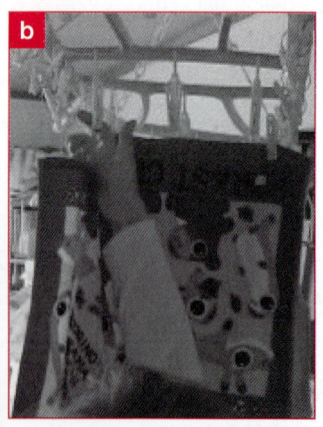

a：後付けされた急な外階段
b：片手で器用に行う洗濯物干し
c：麻痺手で材料を固定しながらの調理

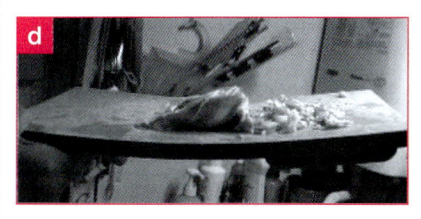

d：逆さまで7年間使用され，そり返ったまな板
e：足を使っての爪切り

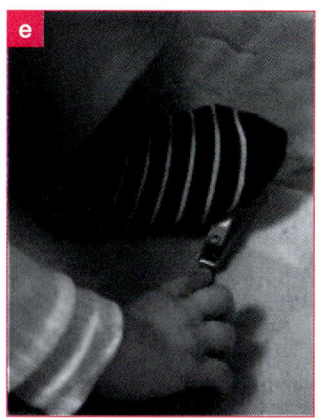

覗いてみた頭の中身

❶ 何だこの急階段?!　と恐る恐る階段を昇る

　ご主人のご両親と3世代で生活されている田原さん．1階はご両親の生活スペースで，2階が田原さんご夫婦，3人の子どもさんと1匹の子犬君の生活スペース．退院するときにはなかったこの急階段を設置した理由は，「友達や後輩，主人の仲間がしょっちゅう夜中まで家に上がり込んで飲んでるから，下の両親に迷惑かけないように取り付けた」とのこと．そういう田原さん本人も，「たまには友達と飲みに行くから，遅い時間に帰ってきたときに便利よ……」と，あっけらかんと話すけど，「よくもまぁこんな急な階段を?!」というくらい，田原さんの歩行能力は改善されていました．

❷ 「まぁ座って!　久しぶりです!　元気ですか?!」と，元気な声

　田原さんは非常に元気．表情が生き生きとしていました．3人の子どもの母親にしては見た目も若いし，着ている服も，顔のメイクも，話し方も，声も……はつらつとしています．入院中に担当させていただいたころのイメージで一番強く残っているのは，しょっちゅう作業療法室でメソメソ泣いていた姿でした．「あのころは毎日泣いてたでしょう？　どうして？」と聞くと，「子どもの

ことを思うと，心配で心配でネ……」と教えてくれた．7年前は「この手を何とかしてください．○○（子どもさんの名前）を抱っこしなきゃいけないから，この手を何とかしてください！」と，涙を浮かべながら何度もぼくの目の前に突き出された，ステージIVの手を，ぼくは何とかしなきゃと見つめていたけど，当時のぼくには「子どものことを思うと，心配で心配でネ……」という気持ちは，あまり読み取れていなかったように思います．でも，目の前にいる田原さんは，もうそんなことがあったなんてとても思えない，近所の同年代の奥様方よりずっと「元気はつらツゥ～」でありました．

❸ 立ったり座ったり家の中を機敏に歩き回っている

　田原さんの歩行能力が見違えるほど良くなっていたのは，最初に外階段を見ただけで理解できましたが，畳の上で立ったり座ったり，狭い部屋の中を歩き回っているのを見ていると，"この人片麻痺だっけ？"とわからなくなるほどです．いや確かに麻痺側の足は引きずって，片麻痺らしい歩き方なのですが，まったく気にならない．畳から立つときは"ヨッコイショ"と知らず知らずのうちに掛け声かけているぼくより，よほど動作が機敏です．機敏に動いて歩けるほど，歩行の能力が高まったのは田原さんの場合年齢が若いこともありますが，一番の理由は動く目的，歩く目的がたくさんあったからだと思います．思い出せばこの人，入院中に外出届けを出しては，同室者と頻繁に病院近くの喫茶店に出かけていました．「だって，病院のご飯はまずいじゃない．昼も夜も，よく食べに行ったよ」と……．確かに，そのころから仲間づくりが上手にできる人でした．そんな同室者とは今でも連絡を取り合っているらしいのですが，なんせ友人が多いらしく，お邪魔している間に何本も携帯にメールが入り，そのたびにコタツ机の上に置いた携帯をピポパポしています．こりゃ元来の本人のもっている力で，病前からシャキシャキ・テキパキで，隣にいる人は皆友達みたいな感じで社交的．田原さんにとっては周りの人の支えが大きい……というより，周りの人に元気を与えることで，自分もエネルギーを充電しているような人で，家の中でじっとしていることは少ないようでした．障害をもつと閉じこもりがちになる人も多く，交流の場が大切だとはいいますが，決して皆が皆，田原さんのようにはいかないなと思います．だけど田原さんの姿を見ていて感じたのは，ぼくみたいに人付き合いが苦手で引きこもりがちな方には，施

設の中ではスタッフ側がきっかけをうまくつくってあげること，そこをもっと意識して関わることの必要性でした．たんに「歩行が自立すること」と「くらしの中で歩くこと」の差はとても大きいと，改めて思い知らされました．

「ダメよ，患者さんを歩かせなきゃ．どんどん外を歩かせないとわからないんだから！　雨が降ればラッキーと思って，傘さして外を歩かせるのよ．私は毎週外泊できたから，そこでいっぱいわかったから良かったけど……」．ぼくは正座をして"先生"に教えを受けるように，小さくなってそんな話を聞いていました．確かに，毎日ありきたりの院内歩行を繰り返しがち．ぼくの勤務する病院の敷地はやたらと広いから，屋外の歩行をセラピストは多く取り入れてはいるけど，逆にそれが欠点で，病院の敷地内の歩行に限っているケースも多い．たまに近くのコンビニに患者さんを連れ出してみると，車が近くを通るときの怖さや，横断歩道や道路のわずかな斜面での大変さに気づかれるので，そのような場面をもっと経験してもらわなければと思いつつ，その頻度は決して多くないことを反省させられました．

田原さんは，退院後しばらく外来通院していたころは，「主治医の先生に悪いから……」という理由で装具をつけて病院に通ったらしいのですが，普段の生活の中では屋内も屋外も「面倒くさいから……」と，退院後すぐに装具は使わなくなったことを笑いながら話してくれました．

❹ こちらのビデオカメラの準備も間に合わないスピード

入院されていたころ，病院のスタッフも田原さんには甘えを許さなかったらしく，「だって……洗濯とかも全部自分でやってくださいって言われてたのよ」と話される．「そうでしたっけ？」と言いながら，洗濯物干しを簡単にやってのける田原さんの姿をビデオカメラで追う．主婦として365日やっているわけで，考えてみれば当たり前ですが，あらためて間近で目にすると，驚嘆に値するスピード．行動をビデオカメラで追いかけようとするのですが，早すぎて追いきれませんでした．病院で行う基本的な練習は大切ですし，病院の中でできることが退院後の生活に結びつくと考えていますが，田原さんの動きを見ていると，入院はたかだか3カ月，その後の生活7年なんだとつくづく感じました．時間がかかっても，苦労しても，自分でやってみたいという状況までたどり着ければ，そこから生活の能力は伸びていくでしょう．そこまで，せめてそこま

でのつなぎを病院の中でしっかり行うようにしないといけないと感じました．

　ぼくは「ちょっとやらせて……」と，まねして洗濯物を干そうとしたけれど，これが予想以上に難しく，指先から頭の奥までイライラが伝導し断念．「もともと私は器用だったのよ．だから，神様が半分にしたって大丈夫だと思ったの．谷川さんは不器用だから，この病気にはならないよ（笑）．なっちゃったら大変だもんね」と言われてしまいました．

❺ 麻痺手を固定にうまく使っていてビックリ

　少なくともぼくよりは，キャベツを千切りに手早く切れる田原さん．ぼくだって学生のころはバイト先で1日に何個もキャベツを千切りにしたから，そんなにヘタだとは思っていませんが，毎日やっている主婦にはかなわない……．麻痺手の使い方も，退院後の生活の中で身につけていかれたのでしょう．まったく自力では回内しない前腕ですが，肩の動きと肘の動きは自然と流れるようにできています．"「実用手・補助手・廃用手」って簡単に分類するけれど，いったい誰が何をもって，どの時点で決めるのだろう？"と考えると，わからなくなりました．彼女の左手は補助手ではなく，Br-stage上肢Ⅳ手指Ⅲの実用手なのです．発症前の左手とはまったく異なる役割だけど，買い物に行けばスーパーの袋を提げる手だし，指は握りこんでいて随意的に伸展はできないけど歯ブラシを突っ込んで固定に使う手だし，退院してすぐに子どもを幼稚園に送り始めたときには，子どもが握りしめる温かい母親の手．「子どもが手をつないで振り回すから，肩はずいぶん動きやすくなったのよ……」と言われ，「生活そのものがリハビリなんです」なんて，教科書から学んだだけの知ったかぶりの知識で，入院中の患者さん相手に語っていることの希薄さを思い知らされたような気がしました．

❻「そうそう，この釘邪魔だから，反対向きにして裏側を使ってるの!!」

　ぼくは，退院前に片手調理用のまな板を田原さんに購入していただいたことをすっかり忘れていました．退院後の主婦は片手用の調理道具をあまり使わなくなると聞いてはいましたが，まさかひっくり返して7年使用しこんなに曲がっているとは驚いた．入院して最初の外泊のときに，「いきなり子どもが"お

やつ作って！ ハンバーグ食べたい!! 餃子食べたい!!"とからみついてきて頼んだのよ」．「はぁ〜？ 私，入院中なんだけど……って一瞬思ったけど，そりゃすぐ作らなきゃいけない，どうやって作ろうか??」と考えたそうです．たぶん病院で調理の練習をする前のエピソードでしょうが，母親の片麻痺なんて当時4歳，3歳，0歳の3人の子どもさんたちにはおかまいなしのことだったと思います．その後も週末ごとに家に帰ってくる母親に，甘え放題，言いたい放題．「ママおやつ作って．バアバ疲れてるから，バアバには頼めないんだもん」と，家に帰るたびに言われていたらしい．「毎回家に帰るたびに，おやつも料理も作ってたよ．食事は義母さんが作ってくれてたけど，やっぱり煮物ばかり食べさせられているんじゃないか？ とか心配で仕方なかったもん」と．病院で行う作業の意味よりも，家の中ではもっと作業の役割が明確で，その活動の一つ一つが自信につながっていったのは間違いないと思います．

　作業が個人の満足に終わる場合の喜びと，他者に認められる場合の喜びは，その質が違います．同じ小さなビーズの手芸であっても，麻痺手の練習のためと担当OTに言われて，言われるがままに作り上げた場合にも，完成したときの喜びはあり，それで自信もつくかもしれない．だけど，その作品が子どものため，孫のためと広がると，喜びや自信はさらに大きくなる．そんな当たり前のことをあらためて考えさせられました．「役割の獲得」と簡単に言葉にするけれど，その役割のもつ意味は，ぼくの想像以上に大きいと今更ながら思い知らされました．

❼ "確かに病院では経験させることが少ないよなぁ" と反省させられた

　「子どもがミニバスケットのチームに入ったから，送り迎えのために車の運転も始めたし，やろうと思えば何でもできるのよ．だから私，何にも困ってないのよ．とにかく食べて寝れば元気になっちゃうんだから，あとはたまに飲みに行くことね」と，笑ってみせる田原さん．「患者さんにもっと何でもやらせなきゃダメよ．やってれば何とかなるのよ！」とまた言われ，日常の臨床を思い浮かべながら話を聞くぼくは，"ちゃんとやってる??" と，問い詰められているような気がしました．

　病院ではリスク管理が優先されます．決められたスケジュールで単位を取得

することが義務であり，安全性と，時間と効率が優先される中で失われていくものも多いような気がします．"そういえば昔は，集団で院外の散歩に行ったり，バスに乗って買い物に行ったりもしたな……個人で行くのとは，また別の楽しみや意味があったな……"と，思い出しました．決められていること，やらなければならないことはたくさんあるし，その時代時代の制度に合わせて，リハビリテーションの実施方法も変えなくてはいけないけれど，"作業療法ってけっこう何でもアリでしょう"という利点（?!）を生かして，もっと柔軟で大胆な発想を展開しなきゃいけないな……と考えさせられました．

　ぼくは田原さんの元気な生活を予測して訪問したけれど，少なくとも病院にいる間はもっと自分の障害に悩んでいると思っていました．「障害のことではなく子どもを思って泣いていた……」と言われて納得はしましたが，そのことは当時あまり意識できていなかったように思います．"障害を受け入れて，前向きに生活するまでの過程についても話が聞けるかな？"と，何となく思い浮かべていたけれど，そんな話を切り出すこと事態が，浅はかな考えだったように思えました．

　「障害受容ができていないので困る」という言葉を病院内でもときどき耳にします．実習に来た学生は，問題点の中に「障害受容ができていない」という言葉をよく挙げるけれど，「じゃあ，その障害の受容って何？　その問題点をどうするの？」と問うと，「……えっ？」となる．その時点で，「障害の受容ができていなくて困っている」の主語が患者さんではなくセラピストになってしまっている気がして，どうもすっきりとしないことが多々あります．「利き手交換を早くしたいんだけど，麻痺した右手を使いたい気持ちが強いためリハが進まない．（頭の中は……早く受容して利き手交換を頑張ってやってくれたら，こちらもプランが立てやすいのに……）」「まだ障害受容ができていません．"麻痺が治ればできるようになるから……"と言って，着替えの練習にのってくれないんです．やり方さえ覚えて練習してくれればいいのに（頭の中は……そうすると私のやれる範囲だ．早く着替えの練習をしてほしい．無駄な練習をやるのは毎回成果が上がらず（私が）辛い）」という感じであることが多いような気がするのです．田原さんは，「私はね，若いときに倒れたから良かったと思うの．これが年とって仕事も退職して，"これからはのんびり好きなこと

でもしながら過ごそう"とか考えているときだったら，こんなにはならなかったと思うよ．気持ちがついていかないもん」と話してくれました．

　もう一つ考えたのが，ゴール設定についてです．ぼくたちは，評価をして目標をshort term goalとlong term goalとに分けて日常的に考え使用しているけれど，あらためて"long term"って何だろうと考えさせられました．退院後の生活を考えていないわけではないのですが，目の前にある障害にとらわれて，退院の期限までにどう改善するかに眼差しの多くが向けられ，意識がどんどんそこに集中してしまっているように思い，反省をしました．ぼくらの考えるlong termより，当事者である患者さんとご家族は，もっと先をみて期待もし，不安も抱えているのではないでしょうか．2006年の診療報酬の改定で，ますます入院期間は短縮化の傾向が強まり，地域・在宅リハの充実が期待されています．そして，急性期・回復期・維持期（慢性期）の役割が明確化され，それぞれの領域の連携が強く求められています．言葉は悪いけれど，流れ作業的な意味合いが強まる傾向にあるようにも思います．流れ作業であるがゆえに，それぞれの持ち場の責任は重くなり，そこに特化した働きが求められるのでしょうが，生活に関わるぼくたちの仕事は，それだけではうまくいかないとみんなが感じていると思います．

　若いOTの皆さん！　所属している病院・施設のシステムだけでは，長期的なフォローアップができにくい方も多いと思います．できれば，1人でも，2人でも，気になる患者さんの退院後の生活を自力で追ってみてください．そこから得られること，学べることはとても多いと思います．就職して間もないころに担当した患者さんは，OT 2年生であれば退院後1年以上，OT 3年生には退院後2年以上，OT 5年生であれば退院後4年以上……地域の中で障害と共に生活した足跡を知ることができるはずです．ぼくたちはそこを知る必要がありますが，意識していないとできないことです．

☕コーヒーブレイク
感謝の気持ち

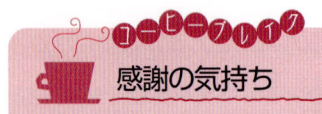

　慶応義塾大学月が瀬リハビリテーションセンターに就職して最初の月に，全身の90％に重度の熱傷を受けた方を担当させていただきました．担当して間もなく，私の恩師である澤俊二氏（現在藤田保健衛生大学衛生学部教授）から，その年の県の作業療法学会に症例報告をするように指導され，はじめて学会で症例報告を行いました．それから月が瀬リハセンターに在籍する間，澤氏をはじめリハ科の医師や先輩・同僚の協力を得て，毎年のように演題発表などの機会を与えていただきました．でも月が瀬リハセンターで学んだ一番の財産は，臨床の現場を大切にする各職種の強い意志に触れられたことだと思います．私のOTとしての土台は，そのような尊敬する先生方の背中を見ながら築くことができました．

　現在，私の直属のボスである町田由美子氏からは，「あんた好きなことやんなさい，患者さんの役に立てばいいのよ」と大らかなまなざしのもと，回復期リハ病棟の中でOTの役割を模索しています．その結果のひとつとして，第38回の日本作業療法学会で看護師との協働をテーマに演題発表する機会を得ました．そして，その発表がきっかけでOTジャーナルの「列島作業療法」のコーナーで当院が取り上げられることになり，児玉真美氏の取材を受けました（記事はOTジャーナル2004年vol38.no10に掲載）．児玉氏からは取材だけではなく，取材の前後に何度もメールで質問をいただき，私も毎回丁寧な返事を送ることを心がけました．「10を書くのに，100は知らないと正確に書けません」ということを，私は児玉氏から教えていただいた．そのメールのやり取りを無駄にするのは惜しいということで，三輪書店の佐藤美智代氏からOTジャーナル連載の企画を相談され，その結果がOTジャーナルに連載された「覗いてみたい!?先輩OTの頭の中」．そしてこの本の出版に至ったことは「はじめに」で述べたとおりです．

　ぼくという小さな個体は，大した取り柄もないのですが，OTという仕事を与えられ，その環境の中で優れた先輩方の教えをたくさん受けま

した．静岡県の作業療法士会や都道府県連絡協議会などの場で，多くの先輩や仲間と出会い切磋琢磨する気持ちを養うことができました．みんな素晴らしい人たちで，日々の仕事のストレスでヒネクレてしまいがちな気持ちを前向きに変えてくれる方々でした．もちろんよく言われることですが，これまでに関わらせていただいた患者さんの一人ひとりが，一番の"師"であると思っています．そしてOTとしての小さな成長が少しずつ積み重なって，今の私は生かされているように思います．その中で心がけるようにしていたことは，頼まれた仕事は喜んで受けること．そして引き受けたことは，できるだけ丁寧に全うすることです．これも多くの先輩から教えていただいたことです．ぼくの仕事のひとつひとつは特別に優れたことは何もないけれど，それでも積み重ねることの大切さを今あらためて感じています．

　これを読んでいる若者たち……目の前の仕事は楽しくないことも多いと思うけれど，ひとつひとつを感謝の気持ちで丁寧にやり遂げてください．臨床での一人ひとりの患者さんに対しても同じです．そこでの努力は必ず次につながり，その積み重ねは大きな力になります．周りを見てください，あなたが尊敬できる先達者は必ずコツコツと実践を積み重ねてきているはずですから．"井の中の蛙"にならないことです．職場の中だけで，狭い地域の中だけで満足しないで，広い視野で見て目標にしたい人を見つけて進んでほしい．ぼくは今，この本の原稿を書きながらたくさんの先輩や仲間に，そして出会えた多くの患者さんやご家族に感謝の気持ちでいっぱいです．これからも感謝の気持ちを忘れずに学び続けて，患者さんに少しでも還元していきたいと考えています．

著者略歴

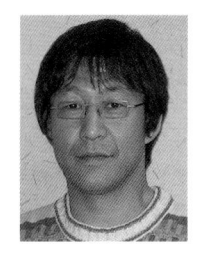

谷川 正浩（たにかわ まさひろ）

1986年	熊本リハビリテーション学院卒業
1986年	自由が丘病院　入職
1988年	慶応義塾大学月が瀬リハビリテーションセンター入職
2000年	NTT東日本伊豆病院　入職　現在に至る
1995年より	(社)日本作業療法士協会　静岡県作業療法士会　理事
1999年より	(社)日本作業療法士協会　静岡県作業療法士会　副会長
2007年より	(社)日本作業療法士協会　静岡県作業療法士会　会長

覗いてみたい!? 先輩OTの頭の中
ぼくが臨床で大切にしていること

発　行　2006年7月1日　第1版第1刷
発　行　2011年12月1日　第1版第4刷©
著　者　谷川正浩
発行者　青山　智
発行所　株式会社 三輪書店
　　　　〒113-0033　東京都文京区本郷6-17-9　本郷綱ビル
　　　　☎03-3816-7796　FAX03-3816-7756
　　　　http://www.miwapubl.com

制　作　株式会社 トライ
印刷所　三報社印刷株式会社

本書の内容の無断複写・複製・転載は，著作権・出版権の侵害となることがありますのでご注意ください．

ISBN 978-4-89590-254-0 C 3047

JCOPY ＜(社)出版者著作権管理機構 委託出版物＞
本書の無断複写は著作権法上での例外を除き禁じられています．複写される場合は，そのつど事前に，(社)出版者著作権管理機構（電話 03-3513-6969，FAX 03-3513-6979，e-mail: info@jcopy.or.jp）の許諾を得てください．

■ 障害者の暮らしの中に起こる支障とその援助を原点から解説

【作業療法ルネッサンス ひとと生活障害】シリーズでは、障害者一人ひとりの暮らしと生活の質に焦点を当て、生活再建や自立と適応のための基本とそのアプローチの仕方を述べる。作業療法の知識と技術をわかりやすく解説した本書は、OTのみならず生活援助に携わるすべての方に贈る必携書である。

作業療法ルネッサンス ひとと生活障害 5

創る・楽しむことの障害とアプローチ

編集 山根 寛(京都大学大学院医学研究科)

● 定価2,940円(本体2,800円+税5%)
A5 頁202 2007年 ISBN 978-4-89590-278-9

「創る・楽しむ」という行為は一般に「遊び」として認識されているが、障害や病いをもつひとにとっては、どのような意味合いをもっているのだろうか。本書では、「創る・楽しむ」という行為・動作は、障害や病いをもつひとの生活にとって"生活の質""人生の質"に充実や自覚を高めるもの」であると位置づけている。そして、「創る・楽しむ」という行為によって見られるさまざまな活動の支障・解決策を、障害別に作業療法の事例を通して学べ、理解できるものとしている。わかりやすく、かつ詳細な解説は作業療法士だけでなく当事者、家族の方にも一読を勧めるものである。

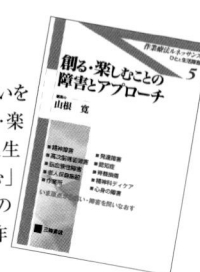

主な内容

Ⅰ 創る・楽しむことと障害
Ⅱ 創る・楽しむことの障害に対するアプローチ
1. 精神障害と創作活動
2. 発達に障害がある子どもと創作活動
3. 高次脳機能障害と創作活動
4. 認知症と創作活動
5. 脳血管性障害と創作活動
6. 脊髄損傷と創作活動
7. 老人保健施設における創作活動
8. 精神科デイケアにおける創作活動
9. 作業所における創作活動
10. 心身の障害と創作活動

▶ 好評既刊 作業療法ルネッサンスシリーズ

作業療法ルネッサンス ひとと生活障害1 食べることの障害とアプローチ
編集:山根 寛(京都大学大学院医学研究科)
　　　加藤 寿宏(京都大学医学部保健学科)
● 定価2,940円(本体2,800円+税5%)
A5 頁216 2002年 ISBN 978-4-89590-166-6

作業療法ルネッサンス ひとと生活障害2 移ることの障害とアプローチ
編集:山根 寛(京都大学大学院医学研究科)
　　　中村 茂美(アール医療福祉専門学校)
　　　神作 一実(専門学校東京医療学院)
　　　荻原 喜茂(国際医療福祉大学保健学部)
● 定価2,940円(本体2,800円+税5%)
A5 頁196 2004年 ISBN 978-4-89590-177-2

作業療法ルネッサンス ひとと生活障害3 着る・装うことの障害とアプローチ
編集:山根 寛(京都大学大学院医学研究科)
　　　菊池 恵美子(首都大学東京健康福祉学部)
　　　岩波 君代(福祉技術研究所)
● 定価2,940円(本体2,800円+税5%)
A5 頁172 2006年 ISBN 978-4-89590-252-6

作業療法ルネッサンス ひとと生活障害4 伝えることの障害とアプローチ
編集:山根 寛(京都大学大学院医学研究科)
● 定価2,940円(本体2,800円+税5%)
A5 頁168 2006年 ISBN 978-4-89590-253-3

お求めの三輪書店の出版物が小売書店にない場合は、その書店にご注文ください。お急ぎの場合は直接小社へ。

〒113-0033
東京都文京区本郷6-17-9 本郷綱ビル

三輪書店

編集 ☎03-3816-7796　FAX 03-3816-7756
販売 ☎03-6801-8357　FAX 03-3816-8762
ホームページ: http://www.miwapubl.com

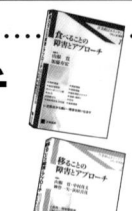

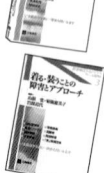

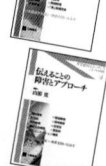

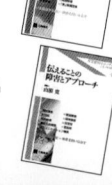

■ハンドセラピーテキストの決定版の全面改訂第2版!

作業療法士のための
ハンドセラピー入門【第2版】

編集	鎌倉 矩子	国際医療福祉大学大学院
	山根 寛	京都大学医学部人間健康科学科
	二木 淑子	京都大学医学部人間健康科学科
著者	中田 眞由美	埼玉県立大学保健医療福祉学部
	大山 峰生	新潟医療福祉大学作業療法学科

　ハンドセラピーは作業療法の中でも最も専門的知識と経験を求められる分野である。
　ここ数年、臨床の現場で作業療法士が、骨折、手根管症候群、腱損傷などの症例を担当する機会が増え、ハンドセラピーがますます作業療法の中で重要な領域の一つとして位置づけられるようになった。その現状および北米におけるハンドセラピーの定義と業務の改定、国際疼痛学会による慢性疼痛の分類の改訂を踏まえ、より深く、より新しい内容として全面改訂を行った。学生に限らず、現在臨床に関わるOT、これからハンドセラピストを目指すOT必携の書。

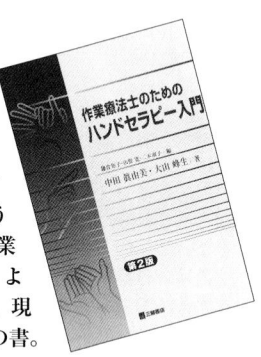

■主な内容

1. ハンドセラピーとは
   - ハンドセラピーの定義
   - ハンドセラピーの理念
   - ハンドセラピーの対象
   - ハンドセラピーの活動範囲とその領域
   - ハンドセラピーにおける治療技術と治療手段
   - ハンドセラピーが根底とする科学的知識
   - 認定ハンドセラピスト
2. ひとと手
   - 手とその損傷
   - 手のはたらきと知覚
   - 手の動作学
   - 手の動作の分析
3. ハンドセラピーの評価
   - 基本情報の収集
   - 病態評価
   - 機能障害の評価
   - 機能/能力の評価
   - 治療効果の判定
4. ハンドセラピープログラム
   - ハンドセラピー実施に際しての説明と指導
   - 瘢痕の管理
   - ハンドセラピーにおける物理療法
   - 浮腫のコントロール
   - エクササイズ
   - 筋再教育
   - 拘縮
   - 操作訓練
   - 知覚障害に対するアプローチ
   - 反射性交感神経ジストロフィー(CRPS type1)
   - スプリント
   - 患者・家族指導
5. 末梢神経損傷のハンドセラピー
   - 末梢神経の損傷と回復に関する基礎知識
   - ハンドセラピー評価
   - ハンドセラピー
6. 絞扼性神経障害のハンドセラピー
   - 手根管症候群に関する基礎知識
   - ハンドセラピー評価(保存療法)
   - ハンドセラピー(保存療法)
   - 手術療法に関する基礎知識
   - ハンドセラピー評価(観血的治療後)
   - ハンドセラピー(観血的治療後)
7. 腱損傷のハンドセラピー
   - 屈筋腱修復後のハンドセラピー
   - 伸筋腱修復後のハンドセラピー
   - 腱剥離術におけるハンドセラピー
8. 骨・関節損傷のハンドセラピー
   - 骨・関節損傷のセラピーに必要な知識
   - ハンドセラピー評価
   - ハンドセラピー
   - 各骨・関節損傷部位におけるハンドセラピー
9. 複合組織損傷のハンドセラピー
   - 複合組織損傷における拘縮予防
   - ハンドセラピーにおいて修復組織別に考慮する点
   - 二段階腱形成術(two-stage tenoplasty)
   - 再接着
10. 手の蓄積外傷疾患のハンドセラピー
    - ハンドセラピー評価
    - ハンドセラピー
11. 職場復帰プログラム
    - 職務分析
    - ハンドセラピー評価
    - ハンドセラピー(職場復帰プログラム)
    - 機能能力評価
    - 結果報告
    - 付録1　手の自己管理
    - 付録2　ホームプログラム

●定価3,990円（本体3,800円+税5%）　　B5　頁300　2006年
ISBN978-4-89590-255-7

お求めの三輪書店の出版物が小売書店にない場合は、その書店にご注文ください。お急ぎの場合は直接小社に。

〒113-0033
東京都文京区本郷6-17-9 本郷綱ビル

三輪書店

編集 ☎ 03-3816-7796　FAX 03-3816-7756
販売 ☎ 03-6801-8357　FAX 03-3816-8762
ホームページ：http://www.miwapubl.com

■自助具について考え、作り、活かすことは、OTに必須の基礎知識でもあります

手作り自助具の工作技術

松元　義彦　鹿児島赤十字病院

自助具を使うことで一つの動作が円滑になり、障害を抱える人たちの生活に予想以上の恩恵をもたらしたり、次のステップへのきっかけとなることもある。自助具の使用がADLの改善につながることは稀なことではない。

一方で、自助具について考え、作りあるいは用意し、活かすのには、自由な発想も含めたOTの幅広い総合的な能力が要求される。身体的評価や動作の分析、そして環境を勘案することはもちろん、心理的な受け入れがユーザーに可能かどうかということも視野に入れ創意工夫をしていかなくてはならない。また、導入後のフォローも重要である。

本書は、各章とも写真・図をふんだんに使い、プラスチックやゴム、木材、金属などの素材やそれらを加工するのに必要な道具の特性について詳説し、ユーザーのニーズを形にし生活に活かしていくのに必要な基本的な考え方やポイントについて解説した。

最終章では、いくつかの自助具を作るプロセスを示すことで、道具や素材の解説が実際にどう活かされているのかがわかるよう構成した。

基本を知るためにも、実際の製作においても、手元に置いておきたい便利な1冊。

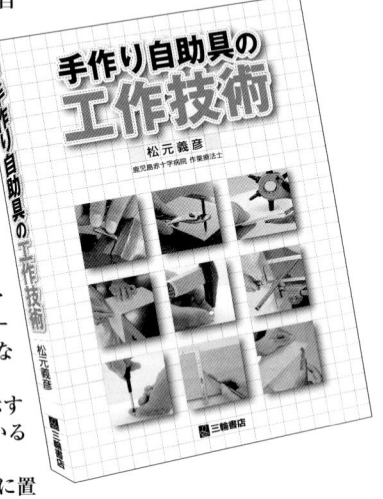

■主な内容

Ⅰ．よく使う材料
　1．プラスチック（合成樹脂）／2．ゴム／3．木材／4．金属／5．固定（接合）材料／6．接着・充てん材料／7．塗料／8．その他の材料

Ⅱ．よく使う道具・工具
　1．切る道具・工具／2．穴をあける道具・工具／3．削る道具・工具／4．打つ道具・工具／5．締める道具・工具／6．つかむ道具・工具／7．固定する道具・工具／8．測る道具・工具／9．その他の道具・工具

Ⅲ．自助具制作のプロセス

Ⅳ．実際に作ってみよう
　1．リーチャー／2．ふきふきリーチャー／3．長柄ブラシ／4．目薬エイド／5．補高マット／6．補高便座

コラム
●板は曲げると強くなる／●テコの原理からみた道具・工具／●まっすぐ切るためには？／●電動工具は、どれから揃えたら／●取り出し管理しやすい収納／●自助具材料は、どのようにして見つけましょう？／●作業しやすい高さとは？／●保護具と安全管理

●定価3,150円（本体3,000円+税5%）　　A5　頁288　2004年
　消費税率変更の場合、上記定価は税率の差額分変更になります。　　ISBN978-4-89590-213-7

お求めの三輪書店の出版物が小売書店にない場合は、その書店にご注文ください。お急ぎの場合は直接小社へ。

〒113-0033
東京都文京区本郷6-17-9 本郷綱ビル

三輪書店

編集 03-3816-7796　FAX 03-3816-7756
販売 03-6801-8357　FAX 03-3816-8762
ホームページ：http://www.miwapubl.com